Powergirls und starke Kerle

W0044840

INHALTSVERZEICHNIS

Regula Lehmann, Jahrgang 1967 arbeitet freiberuflich als Autorin, Präventionsfachfrau, Kursleiterin, Referentin und Elterncoach. Sie ist verheiratet und Mutter von zwei Söhnen und zwei Töchtern.

Phil Pöschl, Jahrgang 1969 arbeitete als Clinical Research Associate in der Forschung, ist Qualitätsmanager und Vorstand des Vereins Safersurfing. Er ist verheiratet und Vater von einer Tochter und zwei Söhnen.

© 2017 Safersurfing
www.safersurfing.org
safer@safersurfing.org
Industriestraße A 6, 2345, Brunn am Gebirge, Österreich
ZVR-Zahl: 730044457
1. Auflage 2017

Edition Saferchildren
www.saferchildren.org

Autoren: Regula Lehmann und Phil Pöschl

Wissenschaftlicher Beirat:
Prof. (US) Dr. Jakob Pastötter, Sexual- und Erziehungswissenschaftler

Umschlagillustration und Innenillustration: Claudia Weiand
Umschlagdesign: Carmen Troy

Druck/Verarbeitung: ViViT s. r. o., Slowakei
Satz: Wilhelm G. Adelberger, München
www.adelberger.name

ISBN: 978-3-9502975-7-7

EINLEITENDE GEDANKEN UND INFORMATIONEN

Sehr geehrte Pädagoginnen und Pädagogen

Mit unseren Sexualkunde-Unterrichtseinheiten für die Altersstufe 10–13 Jahre möchten wir einen Beitrag zu einem altersgerechten, entwicklungssensiblen und ganzheitlichen Sexualkundeunterricht leisten.

Anlass für das Erarbeiten dieses Arbeitsheftes war einerseits unsere eigene Tätigkeit in den Themenbereichen Sexualkunde und Prävention, andererseits die offensichtliche Nachfrage nach Lehrmitteln und entwicklungssensibler Literatur für diese Altersstufe.

Sie finden im vorliegenden Heft und im dazugehörenden Bonusmaterial neun Unterrichtseinheiten, die Sie frei an die Bedürfnisse Ihrer Schülerinnen und Schüler und an den Zeitrahmen, der Ihnen zur Verfügung steht, anpassen können.

Jede Unterrichtseinheit besteht aus:
» *Fachlichen Grundlagen zum jeweiligen Thema*
» *Ideen und Inhalten für die Unterrichtsgestaltung*
» *Arbeitsblättern für die Schülerinnen und Schüler*

BONUSMATERIAL:

Wir wollten unser Arbeitsheft kurz halten, es aber gleichzeitig ermöglichen, Themen je nach Bedarf auszubauen. Bei den meisten Einheiten finden Sie aus diesem Grund einen Teil der in „Ideen zur Unterrichtsgestaltung" aufgeführten Arbeits- und Themenblätter auf der Website www.saferchildren.org. Ebenfalls in diesem „Bonusmaterial" enthalten sind Hinweise zu empfehlenswerten Materialien sowie Links zu den in den Einheiten erwähnten Filmen und Liedern. Das Arbeitsheft verweist an manchen Stellen auf dieses Bonusmaterial, die Stellen sind zusätzlich mit „Bonus" gekennzeichnet.

Bonusmaterial: www.saferchildren.org

*Viel Freude beim Unterrichten wünschen Ihnen
Regula Lehmann, Phil Pöschl und
Prof. (US) Dr. Jakob Pastötter, Sexual- und Erziehungswissenschaftler*

Sommer 2017

BONUSMATERIAL

EINHEIT 1: SCHÖN, DASS ES DICH GIBT!

» Was andere an mir mögen

» Menschenwürde: Meine Position wahrnehmen und vertreten

» Jungen und Mädchen – ganz schön verschieden

EINHEIT 2: BEZIEHUNGEN AUFBAUEN UND GESTALTEN

» Freundschafts-Memory

EINHEIT 3: HORMONPOWER

» Lösungen zu „Primäre und sekundäre Geschlechtsmerkmale"

» Lösungen zu „Fakten zum großen Umbauprojekt"

EINHEIT 4: BIOLOGIE

» Lösung zu Basiswissen E 4-1

» Die weiblichen Geschlechts- und Beckenorgane

» Die männlichen Geschlechts- und Beckenorgane

» Lösungen „Die weiblichen Geschlechts- und Beckenorgane"

» Lösungen „Die männlichen Geschlechts- und Beckenorgane"

» Begriffe: Weiblich

» Begriffe: Männlich

» Lösungen „Die weiblichen Geschlechtsorgane"

» Lösungen „Die männlichen Geschlechtsorgane"

» „Hygiene: Die männlichen Geschlechtsorgane"

» Lösungen „Hygiene: Die männlichen Geschlechtsorgane"

» Weiblicher Zyklus

» Weißfluss (Infos für die Mädchengruppe)

» Mädchentabelle

» Der weibliche Zyklus

EINHEIT 5: SCHWANGERSCHAFT UND GEBURT

» Der Weg der Eizelle

» Befruchtung

» Lösungen zu „Schwangerschaft"

» Geburt

» Bilder zu den 6 Stationen zum Thema „Der Weg der Eizelle"

EINHEIT 6: VERLIEBTHEIT, LIEBE, HERZSCHMERZ UND CO.

» Robert Plutchiks Rad der Emotionen in Farbe

EINHEIT 7: MEHR ALS SEX

» Kein Bonusmaterial

EINHEIT 8: PORNOGRAFIE

» Mauer-Bausteine leer

» Wie reagierst du

» Realität – Virtuelle Welt

EINHEIT 9: TOTAL WERTVOLL

» Was du beitragen kannst

» Rollenspiele

Schön, dass es dich gibt!

„SCHÖN, DASS ES DICH GIBT!"
SELBSTWERT UND IDENTITÄTSBILDUNG

Das Stärken des Selbstwertgefühls, das Trainieren gesunder Selbstbehauptung und der Respekt vor der unverletzlichen Würde jedes einzelnen Menschen sind übergeordnete Ziele und Grundlage allen pädagogischen Schaffens in diesem sensiblen Themenbereich.

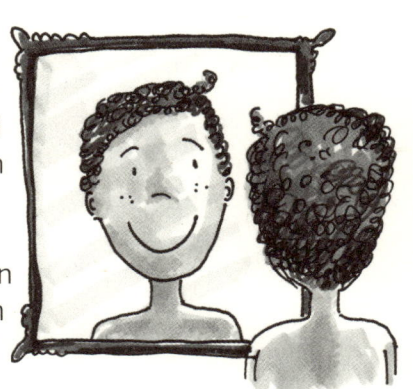

Einheit 1 legt das Fundament, auf dem alle weiteren Einheiten aufbauen. Die Inhalte dieser ersten Einheit werden in den nachfolgenden Unterrichtslektionen weiter vertieft und fließen in jeden Themenbereich ein.

KOMPETENZEN

Die Schülerin/der Schüler kann:

» Seine Einzigartigkeit wahrnehmen und wertschätzen
» Seine Persönlichkeit wertschätzend wahrnehmen und beschreiben
» Erkennen, dass jeder Mensch seinen Platz und bestimmte, individuelle Lebensaufgaben hat und daher unersetzlich ist
» Die Einzigartigkeit und Würde jedes Mitmenschen erkennen und achten
» Zu sich selber stehen und seine Meinung auch gegen Widerstand vertreten

MENSCHENWÜRDE ALS GRUNDWERT UND GRUNDLAGE ENTWICKLUNGSSENSIBLER SEXUALPÄDAGOGIK:

Der Mensch ist ein „Zweck an sich" und darf deshalb nie nur „Mittel zum Zweck" sein. Das Grundprinzip der Menschenwürde besteht in der Achtung vor dem Anderen. Die Menschenwürde wird daher immer dann verletzt, wenn ein Mensch einen anderen bloß als Mittel für seine eigenen Zwecke benutzt.

In der Sexualpädagogik ist diese Gefahr in zweifacher Weise gegeben: Zum einen, wenn wir den Kindern vermitteln, dass Sexualität und die Lust, die sie bereitet, an die Stelle der Achtung vor dem anderen gestellt werden kann und darf; zum anderen dadurch, dass wir uns als Lehrpersonen hinreißen lassen, nicht entwicklungssensibel zu agieren und unsere Schülerinnen und Schüler zu überfordern.

Wissen ist nie neutral in seiner Wirkung und ohne Rücksicht auf die Entwicklungsstufen und die Auffassungsgabe kann Wissensvermittlung den Adressaten überfordern oder verunsichern, sogar verletzen. Jedes gedachte oder ausgesprochene „Stell Dich nicht so an!" ist in der Sexualpädagogik unangebracht. Sehr real ist auch die Gefahr des „The squeaky wheel gets the grease.", d.h. jene Schülerinnen und Schüler bestimmen das Tempo und den Informationsgehalt, die vermeintlich am neugierigsten und schamfreiesten über Sexualität fragen und sprechen.

Ganzheitliche Sexualpädagogik ist aber nicht denkbar ohne den Grundwert der Würde jedes Einzelnen und deshalb müssen wir gerade auch auf die Leisen und Stillen sensibel eingehen: Nicht im Sinne von „aus denen müssen wir etwas herauskitzeln", sondern von Zurückhaltung üben und aus Respekt heraus weniger sagen. Nur da, wo sich der Mensch wertgeschätzt in seinem eigenen Tempo und seiner eigenen Scham erlebt, wird er sich auch selbst schützen und für sich selber Sorge zu tragen lernen.

Nur wer erfährt, dass er selber geachtet wird, lernt, auch dem Gegenüber mit gesunder Achtung zu begegnen. In einer späteren Entwicklungsstufe können wir dann verinnerlichen, verstehen und umsetzen, dass nur wer sich selber liebt, auch selber liebesfähig ist. Dafür ist es wichtig, die Grundlagen einer späteren selbstreflexiven empathischen Orientierung frühzeitig zu legen.

Aus diesem Grund geht es in der ersten Einheit darum, Schülerinnen und Schülern ihre körperliche und geschlechtliche Einzigartigkeit und ihre Würde bewusst zu machen und daraus abgeleitet, die Würde jedes anderen Menschen.

SELBSTBEWUSSTSEIN STÄRKEN

Schülerinnen und Schüler, die ein gesundes Selbstwertgefühl entwickeln können, schützen sich nachweislich besser vor Übergriffen als ihre unsicheren Mitschülerinnen und Mitschüler. Das trifft allerdings nur zu, wenn sie auch gelernt haben, dieses Selbstbewusstsein sowohl verbal als auch durch ihre Körpersprache zu vermitteln. Selbstbewusstsein zu fördern und Selbstbehauptung zu trainieren ist deshalb ein zentraler Bestandteil von Einheit 1. Eine besondere Betonung muss dabei auf Resilienz, also die seelische Widerstandsfähigkeit, Krisen zu bewältigen und sie durch Rückgriff auf persönliche und sozial vermittelte Ressourcen für die Weiterentwicklung zu nutzen, gelegt werden, denn Selbstbewusstsein lässt sich nur erwerben, wenn aus konkreten Erfahrungen gelernt und die richtigen Schlüsse gezogen werden.

EINE LEBENSAUFGABE ERFÜLLEN

Der Mensch sehnt sich nach Bedeutung, er ist darauf angelegt, Teil eines grösseren Ganzen zu sein und seinen Platz in dieser Welt einzunehmen. Schülerinnen und Schüler dafür zu sensibilisieren, dass sie in ihrer Originalität „gebraucht" werden, ist elementar. Das Bewusstsein, einen nicht austauschbaren Platz in dieser Welt einzunehmen und eine ganz persönliche „Lebensaufgabe" zu erfüllen, ist zutiefst identitätsstiftend und fließt deshalb in die Arbeitsblätter ein. Dabei wird selbstverständlich darauf geachtet, dass die Fragen und Anregungen altersgemäß sind, denn viele 10- bis 13-Jährige sind noch ausgesprochen kindlich in ihrer Weltwahrnehmung und können nur schrittweise an Konzepte herangeführt werden, die den eigenen Erfahrungshorizont überschreiten.

GANZHEITLICHKEIT

Schülerinnen und Schülern zu vermitteln, dass Körper, Gefühle und Denken eine Einheit bilden, schafft die Basis für ein integriertes Verständnis von Geschlechtlichkeit und Sexualität. Nur wo Sexualität gelingend in die Gesamtpersönlichkeit des Menschen eingebettet ist, kann sie langfristig als beglückend und beziehungsfördernd erlebt werden. Wie der renommierte Paartherapeut Ulrich Clement betont: „Sex, der nur Spaß ist, bleibt flach". Es ist deshalb wichtig, eine Verbindung herzustellen zwischen den körperlichen, seelischen und geistigen Aspekten von Männlichkeit, Weiblichkeit und Sexualität, damit sie für die Kinder konkret verstehbar sind.

WEITERFÜHRENDE LITERATUR:

Enders U. Zart war ich, bitter war's: Handbuch gegen sexuellen Missbrauch.
Köln: Kiepenheuer & Witsch 2001

Fassbender U., Schumacher, H. Starke Kinder wehren sich – Prävention gegen Gewalt: Das Kindersicherheitstraining. München: Kösel 2004

Lohaus A., Vierhaus M., Maass, A. Entwicklungspsychologie des Kindes- und Jugendalters. Berlin: Springer 2010

Siegler R., Eisenberg N., DeLoache J., Saffran J. Entwicklungspsychologie im Kindes- und Jugendalter. Deutsche Ausgabe herausgegeben von Pauen S. Berlin: Springer 2016[4]

IDEEN FÜR DIE UNTERRICHTSGESTALTUNG

1. **Einstieg:**
   Einheit mit Lied 1 oder Film 1 Bonus – siehe www.saferchildren.org beginnen, anschließend Einführen und Ausfüllen von ARBEITSBLATT E 1-1.

2. **Steckbrief-Raten:**
   Jede Schülerin und jeder Schüler füllt eine Steckbriefkarte aus. Anschließend werden die Karten eingezogen, gemischt und wieder ausgeteilt. Der Reihe nach liest eine Schülerin oder ein Schüler ihren/seinen Steckbrief vor. Die Mitschülerinnen und Mitschüler raten, zu wem aus der Runde der Steckbrief passt.

3. **Ausfüllen von ARBEITSBLATT E 1-2 und E 1-3**
   Bonus siehe www.saferchildren.org

4. **Meine ‚Lebensaufgabe' in dieser Welt:**
   Die Schülerinnen und Schüler beschreiben auf einer A4-Seite, welche Zukunftspläne sie haben, was sie im Alltag, in der Familie, in der Schulklasse als ihre Spezialitäten, Beiträge, Aufgaben oder „Jobs" ansehen.

   Alternative: Die Schülerinnen und Schüler bringen einen Gegenstand mit, mit dem sie ihre „Lebensaufgabe" erfüllen und stellen ihn der Klasse vor. Beispiel: Ein Mädchen träumt davon, Hundetrainerin zu werden oder arbeitet schon mit Hunden und bringt eine Hundeleine, eine Buch über Hunde oder ihren Hund... in den Unterricht mit.

5. **Kurzes Mindmapping 1:**
   „Wer sagt denn hier, wer ‚richtig' ist"?

6. **Sammeln von „Vorgaben",**
   die man erfüllen muss, um „in" zu sein, zu den „Klassenstars" zu gehören, „dabei" zu sein, nicht ausgegrenzt zu werden ...

7. **Kurzes Mindmapping 2:**
   Was ist das Gute daran, dass Menschen so verschieden sind?

8. **Wenn schwierig, Fragen stellen wie:**
   - 💬 Was magst du an deiner Mama, deinem Papa, deinen Freunden?
   - 💬 Mit wem verbringst du am liebsten Zeit und weshalb? Hinweis auf Ergänzungsbedürftigkeit des Menschen (Gegensätze ziehen sich oft an)

9. **‚Menschenwürde – meine Position'**
   - ⚙ 3-Ecken-Spiel, SPIELERKLÄRUNG E 1-4
     Bonus siehe www.saferchildren.org

10. **Collage Menschenwürde:**
    - ✏ Projizieren des Ausschnitts aus der „Erklärung der Menschenrechte".
    - ✏ Auf Blatt abschreiben und mit Bildern, Farben ... eine Collage gestalten.

    Material: festes Papier, Bilder von total unterschiedlichen Menschen zum Ausschneiden und Aufkleben

11. **Fakten zu Jungen und Mädchen: richtig oder falsch?**

    Anhand des Arbeitsblatts E 1-5 Bonus siehe www.saferchildren.org beschäftigen sich die Schülerinnen und Schüler mit Tendenzen in Eigenschaften und Verhalten von Jungen und Mädchen.

12. **Jungen und Mädchen – ganz schön verschieden**

    Die Schülerinnen und Schüler setzen sich mithilfe des Arbeitsblatts E 1-6 Bonus siehe www.saferchildren.org (Mädchen) und E 1-7 Bonus siehe www.saferchildren.org (Jungen) mit dem Thema „Geschlechtsidentität" auseinander.

PERSÖNLICHE IDENTITÄTSKARTE

Ich weiß nicht, ob dir schon aufgefallen ist, wie genial du bist. Total einzigartig, vom Fingerabdruck bis zum Bauchnabel ein Original, das auf der ganzen Welt in nur einer einzigen Ausführung vorkommt. Mit Begabungen und Stärken, die niemand sonst in dieser Zusammensetzung besitzt. Genauso, wie du bist, wirst du gebraucht. Als Mädchen oder Junge, als Mann oder Frau. Jeder von uns hat einen Platz in dieser Welt und eine ‚Lebensaufgabe', die kein anderer erfüllen kann. Dass du immer mehr entdeckst, was in dir steckt und wie du dein Potenzial einsetzen kannst, ist total wichtig. Deshalb laden wir dich hier zu einem kleinen Test ein, der dir helfen soll, dich selber noch etwas besser kennen und einschätzen zu lernen. *Keine Angst, der Test ist nur für dich und wird nicht eingesammelt oder benotet.*

Hier ist Platz für deinen Daumenabdruck

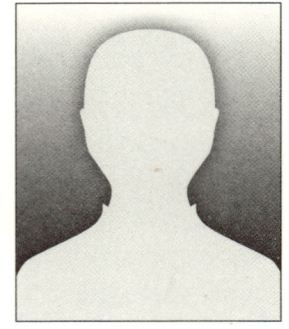

Doch zuerst erstellst du deine **persönliche Identitätskarte**. Nimm dir Zeit fürs Ausfüllen und frage deine Eltern, deine Freunde oder andere Personen, die dich gut kennen, was sie an dir einzigartig finden und was sie an dir ganz besonders schätzen. Andere Menschen können uns eine große Hilfe dabei sein, zu entdecken und zu mögen, wer wir sind.

Vorname/Name: _____

Wohnort: _____

Haarfarbe: _____

Augenfarbe: _____

Meine Familie: _____

_____

Meine Hobbys: _____

_____

Das kann ich gut – meine Stärken:

_____

Das fällt mir schwer – meine Schwächen:

_____

Meine Zukunftspläne oder, anders ausgedrückt, meine ‚Lebensaufgabe‘, die ich in dieser Welt erfüllen möchte:

_____

_____

Meine Coaches (Menschen, die mich unterstützen, bei denen ich mir Rat hole …)

_____

_____

_____

_____

PERSÖNLICHER FRAGEBOGEN

KREUZE AN, WAS AUF DICH ZUTRIFFT:

☐ spontan	☐ konzentriert	☐ MitläuferIn
☐ zurückhaltend	☐ TierfreundIn	☐ UnterhalterIn
☐ beliebt	☐ kinderliebend	☐ kritisch
☐ offen	☐ Leseratte	☐ zurückhaltend
☐ Morgenmuffel	☐ Büchermuffel	☐ umgänglich
☐ Frühaufsteher	☐ clever	☐ streitlustig
☐ freundlich	☐ Klassenclown	☐ sportlich
☐ zufrieden	☐ eher cool	☐ musikalisch
☐ vorsichtig	☐ nervös	☐ gestylt
☐ risikofreudig	☐ gelassen	☐ modebewusst
☐ AnführerIn	☐ gefühlsbetont	☐ mutig
☐ MitläuferIn	☐ hart im Nehmen	☐ eher ängstlich
☐ angepasst	☐ sensibel	☐ Sportskanone
☐ unangepasst	☐ einfühlsam	☐ Mathe-Genie
☐ gute(r) FreundIn	☐ schusselig	☐ witzig
☐ PerfektionistIn	☐ SprücheklopferIn	☐ eher ernst
☐ bequem	☐ ChaotIn	☐ abenteuerlustig
☐ aktiv	☐ DenkerIn	☐ eher pessimistisch
☐ zappelig	☐ eigenständig	

☐ eher optimistisch ☐ sprachbegabt ☐ Künstlertyp ☐ sozial ☐ scheu ☐ selbstbewusst ☐ eher unsicher ☐ HandwerkerIn ☐ ErfinderIn ☐ BastlerIn ☐ Computercrack ☐ TänzerIn

Original

Gar nicht immer so einfach mit diesen Fragen. In gewissen Dingen bist du vielleicht mutig, anderes macht dir Angst. Manche Dinge gehen dir locker von der Hand, manches fällt dir ganz schön schwer. Dies zuzugeben ist entlastend. Wir sind nicht perfekt und müssen es auch nicht sein.

Ein gutes Selbstbewusstsein zu haben, bedeutet nicht, sich selber für den absoluten Star zu halten, sondern sich als ‚sich selbst' – mit allem was dazugehört – zu akzeptieren und gern zu haben. **Vergleiche dich nicht mit anderen. Du bist du und das ist ok so.**

Was ich an mir mag:

FAKTEN ZU JUNGEN UND MÄDCHEN: RICHTIG ODER FALSCH?

✔ oder ✘?

Mädchen tragen Konflikte eher durch Sprache aus	
Jungen besitzen 7 % mehr Muskelmasse, deshalb sind sie stärker	
Mädchen sind deutlich intelligenter als Jungen	
Kleine Mädchen beginnen 1 bis 2 Monate früher mit dem Laufen	
Jungen reagieren stark auf das, was sie sehen	
Im weiblichen Gehirn sind die beiden Hirnhälften stärker vernetzt	
Mädchen singen lieber, weil ihre Stimmbänder länger sind	
„Jungen „lästern" tendenziell weniger über andere als Mädchen"	
Mädchen sind in Geografie besser als Jungen	
Männliche Babys reagieren stärker auf Gegenstände, weibliche eher auf Gesichter	
Jungen sind impulsiver und lösen Konflikte eher durch Kräftemessen	
Bei Jungen beginnt die Pubertät später	
Mädchen sind im Kochen begabter als Jungen	
Mädchen lernen früher lesen als Jungen	
Mädchen haben mehr Mühe, sich in andere Menschen hineinzuversetzen.	
Frauen sind leichter, weil ihre Knochendichte geringer ist.	
Frauen besitzen ein kleineres Herz als Männer	
Jungen spielen besser Fußball, weil sie größere Füße haben	
Männer besitzen größere Lungen	
Frauen haben in der Regel breitere Hüften als Männer	
Hormone sind Frauensache – Männer haben keine	

Beziehungen aufbauen und gestalten

„BEZIEHUNGEN AUFBAUEN UND GESTALTEN"
BEZIEHUNGSKOMPETENZ

KOMPETENZEN

Die Schülerin/der Schüler kann:

» Sich mit der eigenen (familiären) Herkunft und Prägung auseinandersetzen
» Verstehen, dass Familie für sein Leben wichtig ist
» Verstehen und Formulieren, was Freundschaft bedeutet/beinhaltet
» Konstruktive Ansätze zur Konfliktlösung in Freundschaften aufzählen
» Eine Mitverantwortung für das Gelingen von Beziehungen übernehmen

Weil Sexualität Beziehungssache ist, kommt dem Stärken der Beziehungskompetenz in der Sexualaufklärung eine große Bedeutung zu. Es handelt sich dabei nach Joachim Bauer um ein Geflecht aus sechs verschiedenen Komponenten, die in Wechselwirkung bei jedem Kontakt zwischen Menschen in Gang gesetzt werden und darüber entscheiden, ob eine Beziehung als befriedigend und aufbauend erlebt wird:

1. Sehen und Gesehenwerden
2. Gemeinsame Aufmerksamkeit
3. Emotionale Resonanz
4. Gemeinsames Handeln
5. Grundsätzliche Kooperationsbereitschaft
6. Das Verstehen von Motiven und Absichten.

Ohne die Berücksichtigung der Beziehungskompetenz bleibt Sexualpädagogik im Anatomischen und in einer fast autistisch zu nennenden Lustbezogenheit stecken.

Sexualpädagogik tendiert bisweilen dazu, Sexualität nicht als eingebunden in vielfältige soziale Einflüsse wahrzunehmen, sondern als isoliertes Ereignis: entweder als Selbstbefriedigung oder als bloß körperliche Aktivität von Sexualpartnern. Tatsächlich bringen wir aber immer unsere gesamte Geschichte und alle unsere sozialen Interaktionen auch in unsere sexuell konnotierten Beziehungen mit hinein. Deshalb sollte der Unterricht sich mit dem weiteren sozialen Umfeld von Jugendlichen beschäftigen – den Eltern, Verwandten,

Lehrerinnen/Lehrer, Trainerinnen/Trainern und auch mit der Peergroup, die zwar einflussreich ist, aber nur einen Faktor unter vielen darstellt.

Wichtiges Hilfsmittel für ein besseres Verständnis des Einflusses der Familie und der Interaktion zwischen den Familienmitgliedern ist die Gordon-Familienkonferenz und das Zürcher Fit-Konzept nach Largo.

Sollte es Hinweise auf psychischen, körperlichen oder sexuellen Missbrauch in einer Familie geben, muss ein Schulpsychologe hinzugezogen werden.

FREUNDSCHAFTEN ALS „BEZIEHUNGSTRAINING"

Schülerinnen und Schüler erwerben auch in jeder guten „Nicht-Liebesbeziehung" Kompetenzen, die einer späteren Liebesbeziehung zugutekommen. Kommunikation, Empathie, Konfliktfähigkeit und Verzeihen-Können werden hier trainiert und tragen dazu bei, dass Kinder zu beziehungsfähigen Erwachsenen heranreifen können. Am „Du" reift immer auch das „Ich".

FREUNDSCHAFTEN ALS PRÄGENDER FAKTOR

Die Schülerinnen und Schüler lernen das Prinzip von Ursache und Wirkung kennen und entwickeln ihre Selbstwirksamkeit in der Auseinandersetzung mit anderen.

Sie verstehen, dass sie durch Freundschaften beeinflusst werden und lernen, dass sie – zumindest ein Stück weit – selber entscheiden, von wem sie sich prägen lassen. Als Themen im Unterricht bieten sich etwa an: Was zeichnet einen guten/schlechten Freund aus; wie weit darf Freundschaft gehen; wie mit dem Verlust von Freunden umgehen, denn diese Fragen sind auch für Liebesbeziehungen von großer Relevanz.

WEITERFÜHRENDE LITERATUR:

Bauer J. Prinzip Menschlichkeit, Hamburg: Hoffmann und Campe 2007[5], S. 178–182 und S 190–197

http://www.familienhandbuch.de/babys-kinder/entwicklung/jugendliche/pubertaet/PubertaetoderElternsindpeinlich.php

http://www.familienhandbuch.de/unterstuetzungsangebote/bildungsangebote/gordonft.php

http://www.familienhandbuch.de/babys-kinder/erziehungsfragen/allgemein/zufriedeneelternentspanntekinderkennzeicheneinerhilfreichen.php

https://lehrerfortbildung-bw.de/s_allg/wrs/veranstalt/hst2009/inhalte/f_1/03/

https://www.rosenfluh.ch/media/psychiatrie-neurologie/2007/01/Das-Zuercher-Fit-Konzept.pdf

IDEEN FÜR DIE UNTERRICHTSGESTALTUNG

1. **Einstieg:**
   Die Schülerinnen und Schüler bringen je ein Familienfoto mit und stellen in der Runde kurz eine Besonderheit ihrer Familie vor (Hobby, Haustiere, Lieblings-Ferienort ...).

2. **Ausfüllen von ARBEITSBLATT E 2-1.**

3. **Unzertrennlich:**
   Die Lehrperson legt Bilder bekannter Freundschafts-Geschichten aus (Tim und Struppi, Calvin und Hobbes, Kaminski-Kids, 3 Fragezeichen, Mannie und Sid ...) und lässt die Schülerinnen und Schüler erzählen, was die jeweiligen Freundschaften besonders macht.

4. **„Gute Freunde/schlechte Freunde"**
   Auf Flipchart sammeln, was gute von schlechten Freunden unterscheidet.

5. **Das Freundschafts-Memory, SPIELERKLÄRUNG E 2-2**
   Bonus siehe www.saferchildren.org
   Je eine Schülerin oder ein Schüler deckt zwei Memory-Karten auf. Wenn die Antwort zur Frage passt, bekommt er einen weiteren Versuch.

6. **„Eine gute Freundin, eine guter Freund ist ...", ARBEITSBLATT E 2-3**
   Die Schülerinnen und Schüler machen sie darüber Gedanken, was es heißt, eine gute Freundin oder ein guter Freund zu sein und sammeln Zitate zum Thema Freundschaft.

BEZIEHUNGEN AUFBAUEN UND GESTALTEN

**MEINE ERSTEN
BEZUGSPERSONEN:
MEINE FAMILIE**

Stelle hier die Mitglieder deiner Familie vor: (evtl. Foto einkleben)

Das ist typisch für meine Familie (Hobbys, typische Witze, Spiele, die gerne gespielt werden, was passiert bei Familienfesten?, ...):

_____

_____

_____

Ähnlichkeiten:
Notiere, in welchen Bereichen du jemandem aus deiner Familie ähnlich bist (Aussehen, Charakter, Verhalten ...)

_____

_____

Was ich an meiner Familie mag:

_____

_____

Was ich zu einem guten Familienklima beitragen kann:

_____

_____

17

BEZIEHUNGEN AUFBAUEN UND GESTALTEN:
FREUNDSCHAFTEN LEBEN

EIN GUTER FREUND, EINE GUTE FREUNDIN IST ...

Notiere hier, was dir zu diesem Thema einfällt

_____

_____

_____

_____

_____

_____

_____

_____

3 ZITATE ÜBER FREUNDSCHAFT:

Zitat 1: _____

_____

Zitat 2: _____

_____

Zitat 3: _____

_____

Tipp: Frage deine Eltern oder andere Erwachsene, welche Zitate zum Thema Freundschaft ihnen wichtig sind oder gefallen.

SELBER EIN GUTER FREUND/EINE GUTE FREUNDIN SEIN

Gute Freunde zu haben, beginnt damit, andere so zu behandeln, wie du selber behandelt werden möchtest. Sei anderen die Freundin oder der Freund, die/den du gerne hättest und du wirst erleben, wie sich Beziehungen positiv entwickeln.

FREUNDE BEEINFLUSSEN SICH GEGENSEITIG

„Sag mir, wer deine Freunde sind und ich sage dir, wer du bist", sagt ein Sprichwort. Logisch ist, dass die Menschen, mit denen wir zusammen sind, uns prägen. Überlege dir deshalb, mit wem du Zeit verbringen und von wem du dich beeinflußen lassen willst.

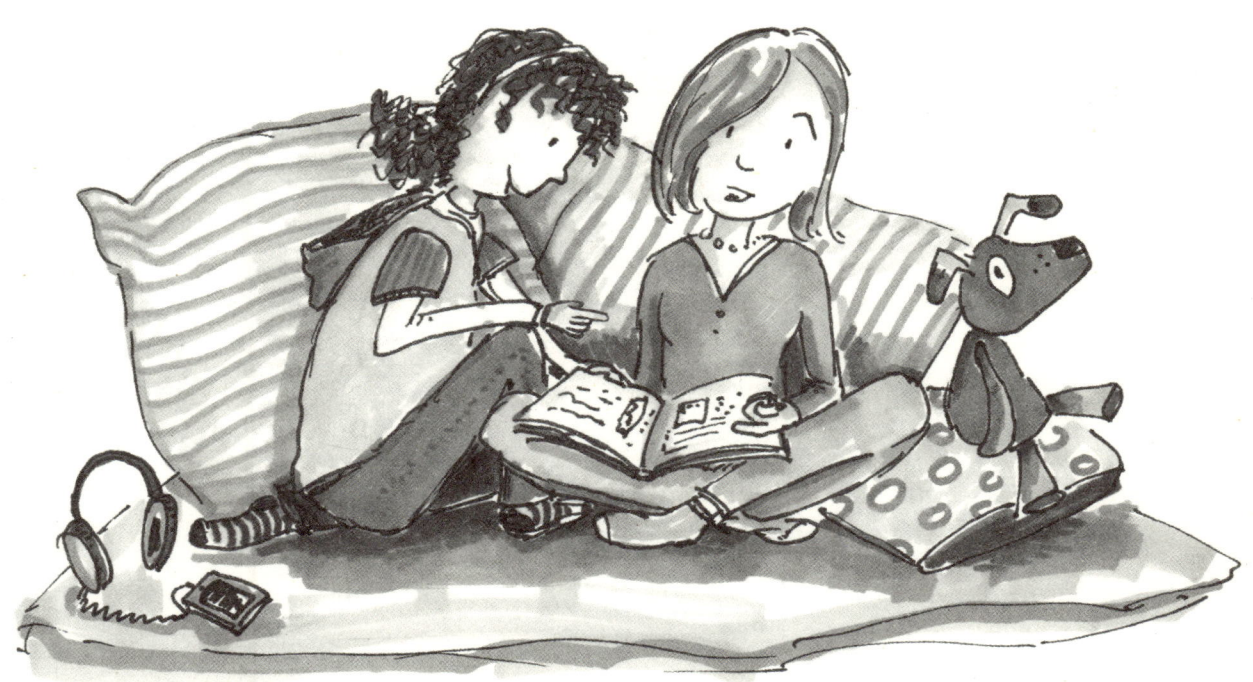

Hormonpower

EINHEIT 3
„HORMONPOWER"
WAS SICH IN DER PUBERTÄT VERÄNDERT

KOMPETENZEN

Die Schülerin/der Schüler kann:

» Verstehen, darüber staunen und beschreiben, was während der Pubertät im eigenen Körper geschieht/sich verändert.
» Ein gesundes Körperbewusstsein und Selbstwert entwickeln
» Primäre und sekundäre Geschlechtsmerkmale benennen
» Sexuelle Entwicklung und Fruchtbarkeit als etwas Positives einordnen
» Sich auf Pubertät und Erwachsen-Werden freuen
» Sich bei Erwachsenen (Eltern, Lehrpersonen …) bei Bedarf Informationen und Hilfe holen

**HORMONPOWER –
WAS BEI JUNGEN UND MÄDCHEN IN DER PUBERTÄT GESCHIEHT**

Mädchen und Jungen sollen Bescheid wissen, was in der Pubertät in ihrem Körper geschieht. Dazu gehört das Wissen darüber, welche Auswirkungen die Hormone auf ihre Psyche, ihre Emotionen und auf ihre sozialen Beziehungen haben.

Fakten und Zahlen zu den körperlichen Entwicklungen wecken Staunen und Interesse. In geschlechtergetrennten Gruppen lernen die Schülerinnen und Schüler spielerisch die hormonellen und neurologischen Vorgänge ihres Körpers besser verstehen und können so beginnende Veränderungen besser einordnen.

Die sich entwickelnde Fruchtbarkeit soll im vorliegenden Konzept nicht als erstes durch ausgedehnte Informationen zum Thema Verhütung „verhütet" und mit negativen Vorzeichen belegt, sondern verstanden und als Teil der geschlechtlichen Identität in die Gesamtpersönlichkeit integriert werden.

Wichtig sind außerdem die psychischen Veränderungen, die sich auf die Selbstwahrnehmung und das Geschlechter- und Sozialverhalten erstrecken, z. B. Gefühlsschwankungen:

» zwischen Himmelhochjauchzend und zu Tode betrübt sein
» zwischen Nächte zum Tag machen und tagelanger Erschöpfung
» zwischen Entdecken und Streben nach sexueller Lust und dem Gefühl, von ihr überwältigt zu werden
» zwischen dem Ablehnen der Wertevorstellungen der Herkunftsfamilie und der Übernahme von Bildern und Idealen von Werbung, Ideologien und Konsumgesellschaft
» zwischen dem Stolz auf die Leistungsfähigkeit des eigenen Körpers und seiner Vernachlässigung/Bestrafung durch Ess- oder Magersucht

Sexualität, Geschlechtsrollenverhalten und die Entwicklung der eigenen Identität in der Auseinandersetzung mit der sozialen Umwelt soll von den Schülerinnen und Schülern ganzheitlich erfasst und nicht auf einzelne Teilaspekte reduziert werden.

Jugendliche sind auf der Suche nach Authentizität, Echtheit und Belastbarkeit. In diesem Sinn ist die Pubertät auch eine Chance für Erwachsene, festgefügt geglaubte Sicherheiten auf den Prüfstand zu stellen, um zu sehen wie tragfähig sie sind.

Wo Mädchen und Jungen den Sinn dieses Erwachens und Erwachsens verstehen, die in der Pubertät vor sich gehen, können sich Selbstwert und ein gesundes Körperbewusstsein entwickeln. Parallel dazu werden Respekt vor dem (eigenen und fremden) Leben sowie Verantwortungsbewusstsein für einen sorgfältigen Umgang mit Sexualität, den eigenen Gefühlen und dem sozialen Miteinander gefördert.

In dieser Einheit sollte den Jugendlichen ausreichend Gelegenheit zur Diskussion in kleinen Gruppen bzw. in nach Geschlechtern getrennten Gruppen gegeben werden.

WEITERFÜHRENDE LITERATUR:

http://familienhandbuch.de/babys-kinder/entwicklung/jugendliche/pubertaet/
PubertaetoderElternsindpeinlich.php

Guggenbühl A. Pubertät, echt ätzend. Freiburg: Herder 2004[5]

Juul J. Pubertät – wenn Erziehen nicht mehr geht: Gelassen durch stürmische Zeiten. München: Kösel 2010[11]

Rogge J. U. Pubertät. Loslassen und Haltgeben. Hamburg: Rowohlt 1998

IDEEN FÜR DIE UNTERRICHTSGESTALTUNG

Teilweise geschlechtergetrennte Einheiten

1. **Primäre und sekundäre Geschlechtsmerkmale**
   ARBEITSBLATT E 3-1 besprechen und ausfüllen

2. **Sekundäre Geschlechtsmerkmale**
   ARBEITSBLATT E 3-2 besprechen und ausfüllen

3. **Staun-Übung**

   Wissenswertes zum Thema Fruchtbarkeit:
   Die Lehrperson druckt die verschiedenen Fragen ARBEITSBLATT E 3-3 auf je einem A4-Blatt aus und legt sie aus (oder sie gestaltet mit den Fragen ein riesiges Boden-bild). Auf einen Tisch stellt sie Behälter mit Gegenständen, die Größe oder Zahlen der Lösungen veranschaulichen. Die Idee hinter dieser Übung ist es, als Erstes durch die genannten Zahlen und Illustrations-Gegenstände Neugier auf die Thematik Frucht-barkeit zu wecken.
   Beispielsweise:
   - Behälter mit einem Blatt Tonkarton und einem Stecknadelkissen (Einstich = Größe weibl. Eizelle)
   - Großer Behälter mit Murmeln und Zahl 300.000 – 400.000 (angelegte Eizellen)
   - Bild von Massenproduktion, dazu die Zahl 30.000.000 – 100.000.000 Spermien pro Tag
   - Badethermometer mit Zahl 34 (Hodentemperatur)
   - Teelöffel für Menge Sperma, die beim Samenerguss ausgestossen wird
   - „Endlos" langer Faden für die Länge der Samenstränge
   - Die Schülerinnen und Schüler ordnen die Antwort-Behälter der jeweiligen Frage zu.
   - Die Schülerinnen und Schüler ordnen anschließend auf ihrem ARBEITS-BLATT E 3-3 dem Lückentext die richtigen Zahlen zu.

4. **Geschlechtergetrennter Unterricht:**
   Ergänzende Information E 3-4
   Was verändert sich in der Pubertät?

PRIMÄRE UND SEKUNDÄRE GESCHLECHTSMERKMALE

Primäre Geschlechtsmerkmale sind bereits bei der Geburt vorhanden.
Sekundäre Geschlechtsmerkmale entwickeln sich erst während der Pubertät.

PRIMÄRE GESCHLECHTSMERKMALE

Beim Mann

_____

_____

Bei der Frau

_____

_____

SEKUNDÄRE GESCHLECHTSMERKMALE:

Welche Unterschiede ergeben sich beim Vergleich Mädchen – Frau?

_____

_____

_____

_____

Welche Unterschiede ergeben sich beim Vergleich Junge – Mann?

_____

_____

_____

Welche Unterschiede ergeben sich beim Vergleich Frau – Mann?

_____

_____

_____

_____

23

UMBAUPROJEKT MIT FOLGEN

WAS SICH WÄHREND DER PUBERTÄT BEI DEN MÄDCHEN VERÄNDERT:

Beschreibe, was du bei anderen oder bei dir selber beobachtest (äußerliche Veränderungen, Änderungen im Benehmen, im Umgang mit anderen, in der Art, sich zu kleiden, bei der Freizeitgestaltung ...)

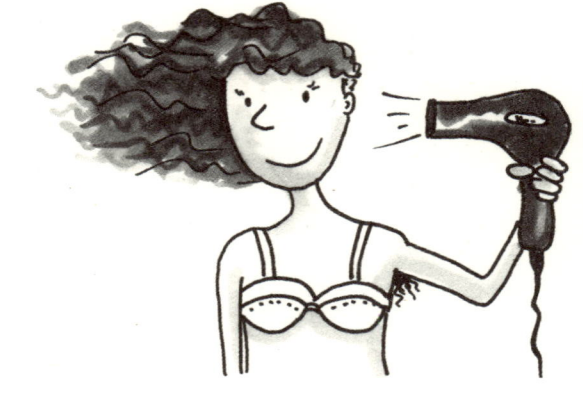

_____

_____

_____

_____

_____

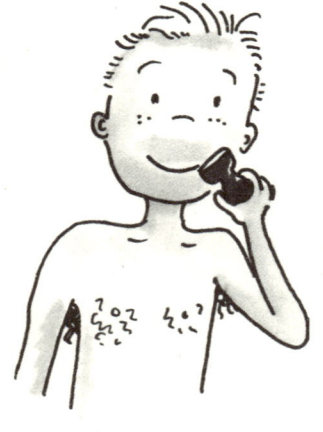

WAS SICH WÄHREND DER PUBERTÄT BEI DEN JUNGEN VERÄNDERT:

Beschreibe, was du bei anderen oder bei dir selber beobachtest (äußerliche Veränderungen, Änderungen im Benehmen, im Umgang mit anderen, in der Art, sich zu kleiden, bei der Freizeitgestaltung ...)

_____

_____

_____

_____

_____

_____

FAKTEN ZUM GROSSEN „UMBAUPROJEKT PUBERTÄT"

Während der Pubertät findet im Körper ein großangelegter Umbauprozess statt. Kein Wunder, dass Jungen und Mädchen manchmal richtig k. o. sind und am liebsten nur noch „rumhängen" würden. Doch die Sache lohnt sich!

HIER EIN PAAR ZAHLEN RUND UM DAS THEMA FRUCHTBARKEIT, DIE EINEN ECHT ZUM STAUNEN BRINGEN KÖNNEN.

✐ In _____ wächst im Bauch einer Frau ein komplett neuer Mensch heran.

✐ Die weibliche Eizelle ist etwa so groß wie der _____ _____.

✐ Die männliche Samenzelle ist klitzeklein – nur _____ lang.

✐ Täglich werden in den Hoden etwa _____ Spermien neu gebildet.

✐ Für eine einzige Befruchtung werden rund _____ Spermien benötigt.

✐ In den Eierstöcken eines Mädchens sind zu Beginn der Geschlechtsreife je _____ _____ Eizellen angelegt. Viel mehr, als es je brauchen wird. Nur etwa 400 Eizellen werden im Lauf der Jahre tatsächlich zu Follikeln heranreifen.

✐ Die Gesamtlänge der männlichen Samenkanälchen würde beim Aneinanderreihen _____ Meter ergeben.

9 Monate	Einstich einer Stecknadel	0,06 mm	30 – 100 Millionen
40 Millionen	300.000 – 400.000	400 – 600 Meter	

VERTIEFUNG MÄDCHEN: *GESCHLECHTERGETRENNTER UNTERRICHT*

GESAMTGRUPPE:
GEGENSTÄNDE ZU DEN VERÄNDERUNGEN IN DER PUBERTÄT AUSLEGEN.

Bild (Gefühls-)Achterbahn, Deospray, Spiegel, Bild Eltern und Teenager, Schminke, Minibinden, Babywindel, BH, Messlatte, Waage, Ladyshave, Schokolade, Kissen (= Müdigkeit), Spielzeug-Ziege (Zickenkrieg)

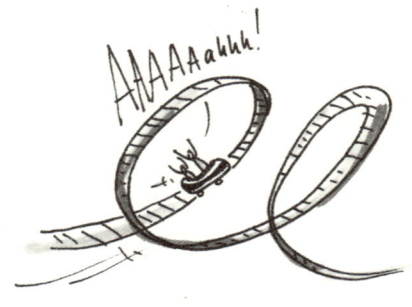

Fragen, was damit wohl gemeint ist. Die Schülerinnen erklären lassen und ergänzen. Diskussionen anstoßen, z. B. über die Frage, ob es sinnvoll ist, sich überall zu rasieren, ob es die „richtige" Figur gibt etc.

VERTIEFUNG JUNGEN: *GESCHLECHTERGETRENNTER UNTERRICHT*

GESAMTGRUPPE:
GEGENSTÄNDE ZUR VERÄNDERUNG IN DER PUBERTÄT AUSLEGEN

Rasierschaum, Babywindel oder Kinderwagen oder Babypuppe, (Vater-Werden ist möglich), Männer-Duschmittel und Deo, Ballon zum Quietschen (= Stimmbruch), Kissen (= Müdigkeit), Bild Eltern (werden schwierig), Hantel, Boxhandschuh, ...

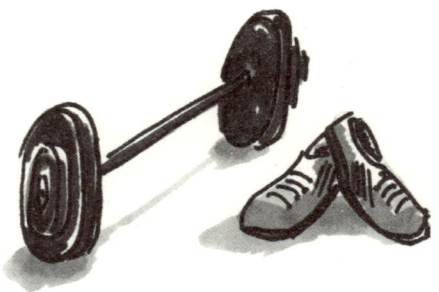

Die Schüler erklären lassen und ergänzen. Diskussionen über echte Stärke, Männlichkeit, Ängste der Jungs etc. anstoßen.

„KRÄFTEMESS-SPIELE" IM FREIEN ODER IN DER SPORTHALLE:

Seilziehen, Armdrücken, Schwingen, Kugelstoßen, Speerwurf, Hanteln stemmen, ...

Biologie

EINHEIT 4
„BIOLOGIE"
WEIBLICHE UND MÄNNLICHE FRUCHTBARKEIT

KOMPETENZEN

Die Schülerin/der Schüler kann:
» Durch ganzheitliche Informationen einen positiven Bezug zum eigenen Körper und zur eigenen Geschlechtsidentität entwickeln
» Sich in geschlechtergetrennten Gruppen über Fragen und Fakten zum Thema Pubertät und Fruchtbarkeit äußern
» Den Einfluss und die Wirkung von Testosteron, Progesteron und Östrogen (erste Grundkenntnisse) kennen und beschreiben
» Den biologischen Zweck und die korrekte Bezeichnung der Geschlechtsorgane kennen
» Wissen, was sich beim ersten Samenerguss (Jungen) und beim Einsetzen der ersten Menstruation (Mädchen) im Körper abspielt. Den weiblichen Zyklus erklären
» Verstehen, was sich beim Gegengeschlecht während der Pubertät verändert und angemessen/respektvoll damit umgehen
» Ein Bewusstsein für seine Verantwortung im Umgang mit Sexualität entwickeln

In dieser Einheit erhalten Jungen und Mädchen Einblick in die männliche und weibliche Fruchtbarkeit. Dieses Thema stellt in vielen gängigen Sexualpädagogik-Curricula ein Schattendasein dar, wenn es nicht sogar als problematisch und als ein „zu verhütendes" mehr oder weniger lästiges Beiwerk der Sexualität dargestellt wird. Die Erklärung dafür liegt in einer einseitigen Betonung der Lust, die Sexualität bereiten kann. Dieser wird seit den gesellschaftlichen Umwälzungen der 60er Jahre zusätzlich ein ausgesprochen „progressiver" und sogar „revolutionärer" Charakter zugeschrieben, während Schwangerschaft, Geburt und Kindererziehung als „repressiv" und die Freiheit vor allem der Frauen einschränkende Faktoren dargestellt werden.
In vieler Hinsicht hat das aber dazu geführt, dass eine einseitig-männliche Messlatte an Sexualität angelegt wird, die vielfach nicht hinterfragt wird. Dies obwohl es schon in den 1970er Jahren auch Bemühungen gab, weibliche Sexualität und ihren Bezug zur Fruchtbarkeit wieder stärker in den Vordergrund zu stellen (vgl. Nofziger 1976).

Dass Schülerinnen und Schüler eine Art „gesunden Stolz" auf ihre Fruchtbarkeit entwickeln, gleichzeitig aber auch das Bewusstsein für die Verantwortung wächst, die damit einhergeht, ist erklärtes Ziel von Einheit 4. Dazu ist es auch wichtig, die vielen problematischen und missverständlichen Kurzinformationen über hormonelle und die Fruchtbarkeit betreffende Vorgänge, die bis heute in Broschüren und auf Websites verbreitet werden, in einen den heranwachsenden Körper in seiner Individualität wertschätzenden Kontext zu stellen.

Tatsächlich fördern Informationen zu den Veränderungen, die in der Pubertät stattfinden, den Bezug zum eigenen Körper und zur eigenen sexuellen Geschlechtsidentität. Zusätzlich wird aber auch das Verständnis für das geweckt, was beim anderen Geschlecht in diesem Zeitabschnitt geschieht. Der Körper wird damit in den Mittelpunkt der ganzheitlichen Selbstwahrnehmung gestellt.

Erste Kenntnisse zum Einfluss der Geschlechtshormone und der Funktion der weiblichen und männlichen Geschlechtsorgane bilden ein solides Fundament, auf dem die weiterführenden Themen aufbauen. Ziel dieser Einheit ist es, Schülerinnen und Schüler für das spannende Zusammenspiel und die Komplexität des menschlichen Körpers zu begeistern und so Vorfreude auf das Erwachsen-Werden zu wecken.

Im geschlechtergetrennten Teil sollen Mädchen und Jungen in einem geschützten Rahmen geschlechtsspezifische Themen bearbeiten und ihre Fragen dazu stellen können, wie etwa die eigene Rolle als Mädchen oder Junge, der Umgang mit Verliebtsein, Fragen zur Hygiene, und was es bedeutet „Vater" oder „Mutter" zu werden bzw. zu sein.

Für Jungen ist es dabei ebenso wesentlich, auf den ersten Samenerguss vorbereitet zu werden und zu verstehen, was dabei geschieht, wie es für die Mädchen wichtig ist, in den Monatszyklus eingeführt zu werden. Mit dem Fördern der Selbstbeobachtung werden bei Mädchen Selbstwahrnehmung und Selbstwert gefördert. Bewusst liegt der Fokus dabei noch stärker auf den Emotionen und dem Allgemeinbefinden als auf der Schleimbeobachtung, die von Mädchen dieser Altersstufe oft noch als „eklig" empfunden wird.

WEITERFÜHRENDE LITERATUR:

Nofziger, M. A Cooperative Method of Natural Birth Control. Summertown: Book Publishing Company 1976

Raith-Paula E. Was ist los in meinem Körper: Alles über Zyklus, Tage, Fruchtbarkeit. München: Pattloch 2008

http://www.mfm-programm.de/index.php/wissens-blog/zitate-gefaehrliche-lehrinhalte

Savin-Williams R. C. Wet Dreams: Bemused & Bewildered. Although many boys have wet dreams, they're unprepared and tell no one. https://www.psychologytoday.com/blog/sex-sexuality-and-romance/201707/wet-dreams-bemused-bewildered 2017

EINHEIT 4: IDEEN FÜR DIE UNTERRICHTSGESTALTUNG

THEMA: „BIOLOGIE: WEIBLICHE UND MÄNNLICHE FRUCHTBARKEIT"
GEMEINSAME EINFÜHRUNG: TEILWEISE GESCHLECHTERGETRENNTE EINHEIT

1. **Hormone vorstellen:**
Die Illustrationen der drei Hormone (siehe BASISWISSEN E 4-1) werden vergrößert und auf eine Flipchart geklebt. Die Lehrperson schreibt zu jedem Geschlechtshormon die entsprechenden Funktionen auf und führt diese kurz aus. Die Kopiervorlage BASISWISSEN E 4-1 Bonus siehe www.saferchildren.org kann den Schülerinnen und Schülern daran anschließend zur Ergebnissicherung ausgeteilt werden.

2. **Geschlechtsorgane:**
ABBILDUNG E 4-2x Bonus siehe www.saferchildren.org „Die weiblichen Geschlechts- und Beckenorgane" bzw.
ABBILDUNG E 4-3x Bonus siehe www.saferchildren.org „Die männlichen Geschlechts- und Beckenorgane". Funktion der Organe detailliert erklären, dazu auch die ergänzenden/erklärenden Begriffe (Produktionswerkstatt, Babyzimmer etc.) verwenden.

   Oder: Die Abbildungen der Geschlechtsorgane mit Beamer auf die Wand projizieren und detailliert die Funktion jedes Organs erklären.

3. **Arbeitsblatt mit Zeichnungen der Geschlechtsorgane abgeben und mit Begriffskärtchen ARBEITSBLATT E 4-4 und E 4-5 Bonus beschriften lassen:**
ARBEITSBLATT E 4-2 „Die weiblichen Geschlechts- und Beckenorgane" Lösung: LÖSUNG E 4-2 Bonus
ARBEITSBLATT E 4-3 „Die männlichen Geschlechts- und Beckenorgane" Lösung: LÖSUNG E 4-3 Bonus

4. **Lückentext:**
Arbeitsblatt des jeweils anderen Geschlechtes ausfüllen lassen

   ARBEITSBLATT E 4-6 „Die weiblichen Geschlechtsorgane" Lösung: LÖSUNG E 4-6 Bonus
ARBEITSBLATT E 4-7 „Die männlichen Geschlechtsorgane" Lösung: LÖSUNG E 4-7 Bonus

5. **Abschluss der gemeinsamen Unterrichtseinheit mit Youtube Video „Willi, die Samenzelle"**
Das Video verdeutlicht einerseits, welchem Zweck Hoden, Eierstöcke etc. dienen, andererseits dient es der Überleitung zur nächsten Einheit. Siehe Bonus www.saferchildren.org

UNTERRICHTSSEQUENZ MÄDCHEN:

DEN WEIBLICHEN ZYKLUS KENNENLERNEN UND VERSTEHEN

Die Schülerinnen beschäftigen sich anhand von BASISWISSEN E 4-9 Bonus (ergänzend dazu auch BASISWISSEN E 4-10 Bonus) mit den verschiedenen Phasen des Zyklus. Das erworbene Wissen wird daran anschließend mit ARBEITSBLATT E 4-13 BONUS angewendet.

Kreative Gruppenarbeit/Einzelarbeit Mädchen:
⚙ Weibliche innere Geschlechtsorgane (Gebärmutter und Gebärmutterhals, Eileiter und Eierstöcke) mit farbiger Knetmasse modellieren.

Hausaufgaben:
🖉 **Lückentext** Mädchen/Frauen ausfüllen
(evtl. Mutter einbeziehen) ARBEITSBLATT E 4-6
🖉 Die Schülerinnen beobachten sich einen Monat lang mit Hilfe von ARBEITSBLATT E 4-12 Bonus und lernen sich auf diese Weise besser kennen.

UNTERRICHTSSEQUENZ JUNGEN:
💬 Zeichen der Geschlechtsreife bei Jungen:
Was gehört dazu? Jungen beantworten die Fragen.
💬 Männliche Geschlechtsorgane und ihre Funktionen nochmals repetieren.

THEMA HODEN/SAMENBILDUNG UND SAMENERGUSS NÄHER ANSCHAUEN.

Die Lehrperson erklärt, dass der erste nächtliche Samenerguss etwas ganz Normales ist und anzeigt, dass die Spermienproduktion jetzt läuft und überschüssige Spermien „entsorgt" werden. Eventuell – je nach Jungengruppe und Interesse – darüber sprechen, wie die Jungen damit umgehen können (z. B. Schlafanzughose selber auswaschen oder einfach in den Wäschekorb, mit Papa/Mama darüber reden …).

Hygiene in der Pubertät:
💬 Intimhygiene erklären, dazu BASISWISSEN E 4-8 ausfüllen lassen. Lösung: LÖSUNG E 4-8 Bonus

Hausaufgabe:
🖉 Lückentext auf ARBEITSBLATT E 4-7 Jungen ausfüllen lassen (evtl. Vater einbeziehen) Lösung: LÖSUNG E 4-7 Bonus

DIE GESCHLECHTSHORMONE

Reifung der
Spermien

Entwicklung
von Penis, Hoden
und Hodensack

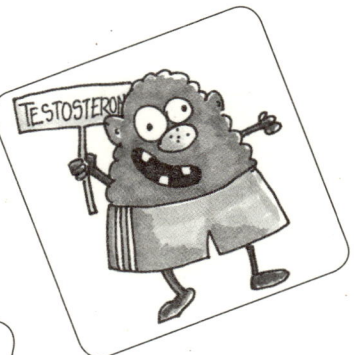

Wachstum, Aufbau
von Muskelmasse

Fördert Antrieb,
Ausdauer

Dominantes und
aggressives Verhalten

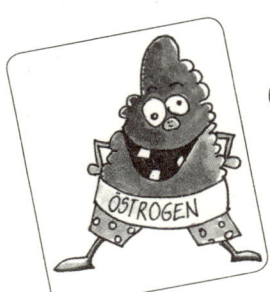

Durchblutung/
Aufbau der
Gebärmutterschleimhaut

Fördert Körperbehaarung
und Bartwuchs
(nicht Kopfhaar)

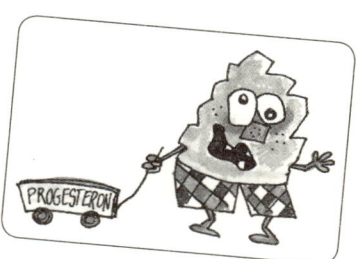

Reifung der
Eizelle, Eisprung

Bildung des
Gelbkörpers, wenn
keine Befruchtung
stattgefunden hat

Welches Hormon bewirkt was?

✏ Verbinde jede Hormon-Illustration mit den zu ihr passenden Kästchen/Aussagen.

31

DIE WEIBLICHEN GESCHLECHTS- UND BECKENORGANE

Frontalansicht:

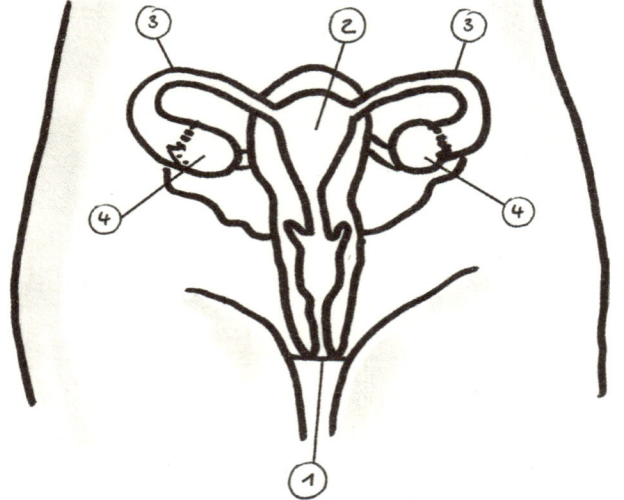

1. _____

2. _____

3. _____

4. _____

Seitenansicht:

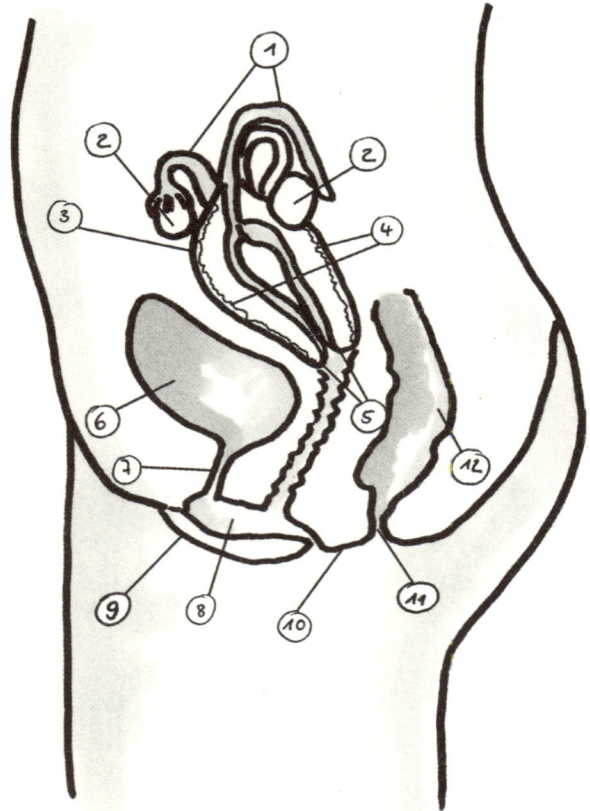

1. _____

2. _____

3. _____

4. _____

5. _____

6. _____

7. _____

8. _____

9. _____

10. _____

11. _____

12. _____

DIE MÄNNLICHEN GESCHLECHTS- UND BECKENORGANE

Frontalansicht:

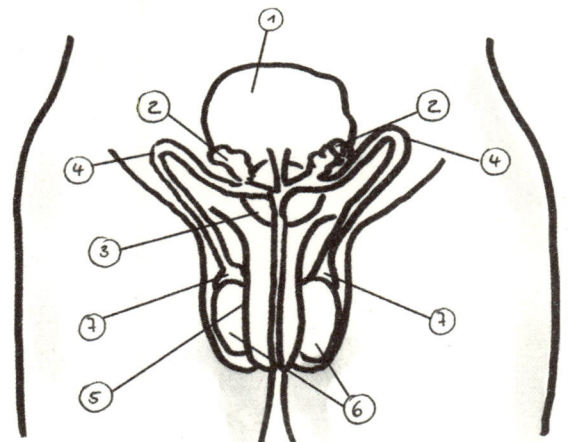

1. _____

2. _____

3. _____

4. _____

5. _____

6. _____

7. _____

Seitenansicht:

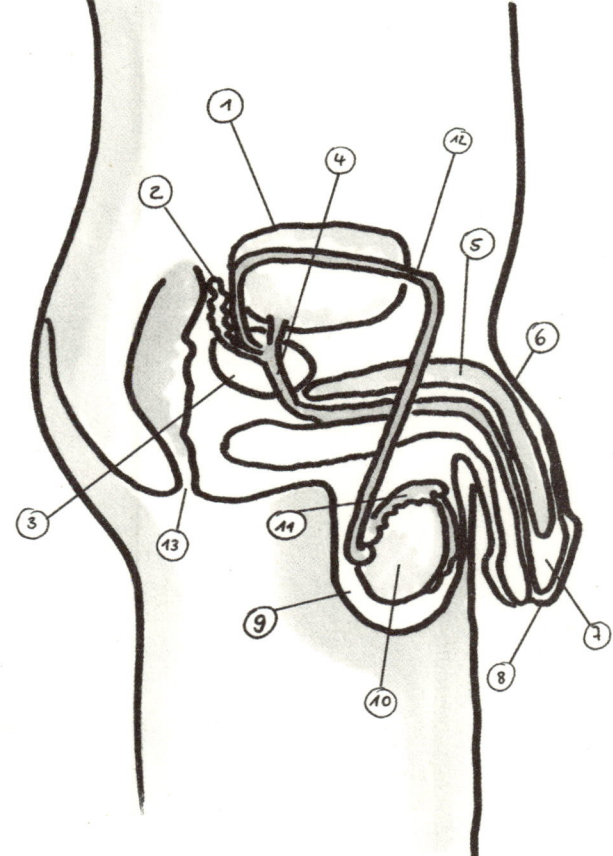

1. _____

2. _____

3. _____

4. _____

5. _____

6. _____

7. _____

8. _____

9. _____

10. _____

11. _____

12. _____

13. _____

DIE WEIBLICHEN GESCHLECHTSORGANE

Eierstöcke

Hier werden die _____ hergestellt. Schon bei der Geburt enthalten beide _____ etwa 400.000 Eibläschen, von denen aber nur 300 – 400 während der fruchtbaren Phase heranwachsen. Das heißt, dass von der _____ an bis ins Alter jeden Monat eine _____ heranreift.

Eileiter

Das sind zwei bleistiftdicke _____. Sie nehmen die Eizelle auf und transportieren die befruchtete Eizelle in die _____. Reisezeit: 4 – 6 Tage.

Gebärmutter (= Uterus)

Gestalt und Form wie eine _____. Die Gebärmutter ist mit einer Schleimhaut ausgekleidet, in der sich eine befruchtete Eizelle einnisten kann.

Muttermund

Er ist einerseits der _____ der Gebärmutterhöhle, am Beginn des Gebärmutterkanals, andererseits der Ausgang für die Monatsblutung und das Kind. Der Muttermund ragt in den oberen Teil der _____ hinein.

Scheide (= Vagina)

Muskulöser Schlauch. Doppelaufgabe:

a. **Geschlechtsorgan:** Die männlichen _____ landen in der Gegend des äußeren Gebärmuttermundes. Die Samenfäden schwimmen von hier aus in den _____ und von da in die Gebärmutter.

b. **Teil des Geburtskanals:** Bei der _____ wird das _____ mit Hilfe der Wehen durch die Scheide hindurch „auf die Welt gepresst".

Harnblase

Hier sammelt sich der _____.

Harnröhre

Durch diese Röhre wird der Harn nach außen geleitet. Im Gegensatz zum Mann ist sie getrennt von den Geschlechtsorganen.

Schamlippen

Diese Hautfalten bedecken den _____ zur weiblichen _____ (Schutz). Sie gehören zu den äußeren _____.

Lösungswörter: Eingang, Eierstöcke, Gebärmutter, Kind, Scheide, Samenzelle, Röhren, Eizelle, Geschlechtsorganen, Birne, Eizellen, Schleimhaut, Pubertät, Urin, Gebärmutterhals, Geburt, Eingang, Scheide

DIE MÄNNLICHEN GESCHLECHTSORGANE

Hodensack

Er liegt _____ des Körpers. Der Grund: Die Temperatur beträgt dort etwa 33 – 35° C. Bei Körpertemperatur könnten die _____ nicht reifen. Die Außenhaut des Hodensackes ist gerunzelt und enthält viele Muskelzellen: Sie ziehen sich bei Kälte zusammen, sodass der Hodensack näher an den Körper gezogen wird 👉 _____!

Hoden

Zwei Hoden produzieren die Geschlechtszellen (_____). Sie sind pflaumengroß und sind außerhalb des Körpers im _____ untergebracht. Im _____ werden die reifen Spermien gespeichert.

Samenleiter

Er transportiert die _____ in die _____ und nimmt die Drüsenflüssigkeit auf.

Bläschendrüse

Ihre Flüssigkeit liefert Energie und macht die Spermien fit und _____.

Die Vorsteherdrüse (Prostata)

Sie produziert den größten Teil der Samenflüssigkeit und hilft mit, die _____ mit Energie zu versorgen und beweglich zu machen.

Penis

Der Penis ist das männliche _____. Der vordere Teil heißt _____. Sie ist von der _____ umhüllt. Diese ist zurück streifbar. Im Penis befinden sich _____ und Schwellgewebe. Wenn sie sich prall mit _____, tritt eine Versteifung (_____) ein.

Harnblase

Hier sammelt sich der _____ an.

Harn- und Samenröhre

Durch diese Röhre können sowohl der _____ als auch die _____ fließen.

Lösungswörter: Eichel, Hodensack, Spermien, Vorhaut, Fortpflanzungsorgan, viele Blutgefäße, Spermien, Erektion, Urin, Nebenhoden, Samenflüssigkeit , Spermien, beweglich, Spermien, Blut füllen, außerhalb, Urin, Temperaturausgleich, Harnleiterröhre,

Schwangerschaft und Geburt

„SCHWANGERSCHAFT UND GEBURT"
WUNDER DES LEBENS

KOMPETENZEN

Die Schülerin/der Schüler kann:
» Die Entstehung und Entwicklung des Menschen im Mutterleib verstehen
» Einen persönlichen, positiven Zugang zu Schwangerschaft und Geburt herstellen
» Jedes Leben (auch das eigene) als einzigartiges Wunder wahrnehmen
» Den Weg der Eizelle beschreiben
» Die Entwicklung des Ungeborenen in Zeitabschnitten dokumentieren

Schülerinnen und Schülern soll in dieser Einheit die Entstehung und Entwicklung des Menschen im Mutterleib nahegebracht werden. Entscheidend ist dabei, dass Jungen und Mädchen nicht nur sachlich, sondern auch emotional angesprochen werden und einen persönlichen Bezug zum Thema herstellen können. Ziel ist es, sich bewusst zu werden, dass das eigene Leben das Ergebnis eines unerhört komplexen und damit eigentlich unwahrscheinlichen Wunders ist. Für diesen Prozess müssen unglaublich viele Einzelheiten perfekt ineinander übergreifen, damit er erfolgreich gelingen kann. Da das bei jedem einzelnen Menschen zutrifft, wird die Identität als Teil der „Menschheitsfamilie" gestiftet.

Interaktives Arbeiten, aber auch das Mitbringen persönlicher Fotos, Ultraschallbilder oder Babysachen fördert den Austausch zwischen den Schülerinnen und Schülern und ihren Eltern. Das Erinnern an die enge Bindung, die während der Schwangerschaft zueinander entstand und die (hoffentlich) bis in die Gegenwart hineinreicht, stärkt das Selbstwertgefühl der Schülerinnen und Schüler und vermittelt ihnen ein Gefühl von Zugehörigkeit und Geborgenheit.

Dennoch sollen aber auch die herausfordernden Aspekte rund um Schwangerschaft, Geburt und Familie nicht unter den Tisch gekehrt werden. Viele Kinder werden schon mitbekommen haben, dass Paare große Schwierigkeiten haben überhaupt schwanger zu werden. Auch natürliche Abgänge oder Fehlgeburten kommen vor und dass Kinder zunächst als unerwünscht oder als lästig empfunden werden: Wie geht man damit um?

In einigen Familien gibt es Geschwister mit mehr oder weniger schweren Behinderungen. In der Klasse selbst können behinderte Kinder sein. In jeder Klasse gibt es Scheidungs- und Adoptivkinder. Schülerinnen und Schüler können aus dysfunktionalen Familien stammen. Auch diese Kinder sollen ermutigt werden, sich als in Ordnung und dazu gehörig zu empfinden. Bei den Kindern, die unproblematische Erfahrungen mitbringen, kann so die Empathie mit Kindern, die unter schwierigeren Bedingungen aufwachsen, gestärkt werden.

Dennoch sollen die positiven Aspekte von Schwangerschaft und Geburt in dieser Lektion überwiegen: Statt Kinder als Erstes mit dem Verhindern von Schwangerschaften zu konfrontieren, weckt Einheit 5 Interesse und Staunen an den vielen Details, die zusammenwirken müssen, damit ein neuer, einzigartiger Mensch das Licht der Welt erblickt: „Wer staunt, hat mehr von der Welt begriffen als der, der sie klassifiziert." (Lotte Ingrisch)

WEITERFÜHRENDE LITERATUR:

Höfer S., Szász N. Hebammen-Gesundheitswissen: Für Schwangerschaft, Geburt und die Zeit danach. München: Gräfe und Unzer 2012

James D.K., Mahomed K., Stone P., van Wijngaarden W-, Hill L. M. Evidenzbasierte Geburtsmedizin. München: Urban & Fischer 2005.

Meissner B. R. Emotionale Narben aus Schwangerschaft und Geburt auflösen: Mutter-Kind-Bindungen heilen oder unterstützen - in jedem Alter. Hannover: Elwin Staude 2011

IDEEN FÜR DIE UNTERRICHTSGESTALTUNG

1. **Interaktiver Parcours zum „Weg der Eizelle"**
   Anhand eines interaktiven Parcous lernen die Schülerinnen und Schüler den „Weg der Eizelle" kennen (Gestaltungsideen siehe BASISWISSEN E 5-1). Auf dem ARBEITS-BLATT E 5-1 Bonus siehe www.saferchildren.org werden verschiedenen Bilder aus ERGÄNZENDES MATERIAL E 5-1 Bonus in die richtige Reihenfolge gebracht, aufge-klebt und durch Notizen erklärt, was auf den Bildern zu sehen ist.

2. **Befruchtung**
   Die Schülerinnen und Schüler setzen sich anhand von ARBEITSBLATT E 5-2 Bonus mit dem Vorgang der Zeugung/Befruchtung auseinander.

3. **Filmausschnitt „Das Wunder des Lebens"**
   Siehe Bonus www.saferchildren.org

4. **Die Entwicklung des Kindes im Mutterleib**
   Besprechen von BASISWISSEN E 5-3
   Schülerinnen und Schüler lesen abwechselnd vor.
   Die Lehrperson veranschaulicht das Wachstums des Embryos/Fötus mit Hilfe von Embryomodell (siehe Bonusmaterial), Massband und Waage.

   Illustration: **Ultraschallbilder** zeigen (siehe Bonusmaterial)
   Ausgeben: Broschüre **„Mensch von Anfang an"** (siehe Bonusmaterial)

5. **Schwangerschaft**
   Ausfüllen/Beschriften von ARBEITSBLATT E 5-3

6. **Geburt**
   Die Lehrperson erklärt anhand von BASISWISSEN E 5-5, wie ein Kind zur Welt kommt. Dafür kann E 5-5 entweder ausgeteilt oder projiziert werden.

7. **Eltern mit Neugeborenem/Säugling einladen**
   Die Schülerinnen und Schüler bereiten je eine Interviewfrage vor und die Eltern geben Antwort/erzählen von Schwangerschaft und Geburt. Schülerinnen und Schüler dürfen den Säugling bestaunen, evtl. auch streicheln oder halten.

   Variante: Im Unterricht ein Frageblatt zusammenstellen. Jede Schülerin, jeder Schüler befragt Eltern, die sie/er kennt, trifft ... und liefert mindestens 3 Antworten.

Hausaufgabe
- Eigenes Ultraschallbild oder Geburtsfoto (evtl. Babyfoto, Lieblingsschnuller, Babyschuhe oder ...) mitbringen.

DER WEG DER EIZELLE

6 STATIONEN ZUM THEMA „BEFRUCHTUNG UND GEBURT"

Lösungen und Gestaltungsideen für den interaktiven Parcour

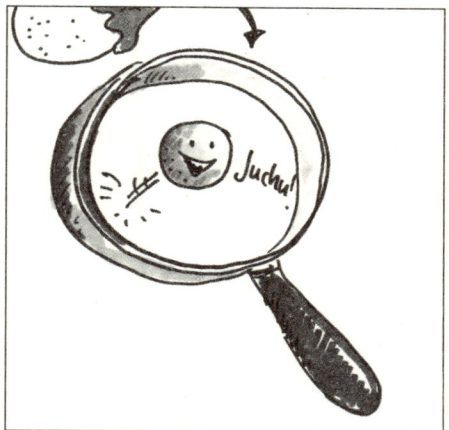

1. Station: Der Eierstock

Im Eierstock reift jeden Monat ein Eibläschen heran (in seltenen Fällen können es auch mehrere sein). Beim sogenannten „Eisprung" springt das Eibläschen auf und gibt die Eizelle frei.

Gestaltungsidee Station 1: festes Papier, in das mit einer Stecknadel ein Loch gestochen werden kann (Größe Eizelle)

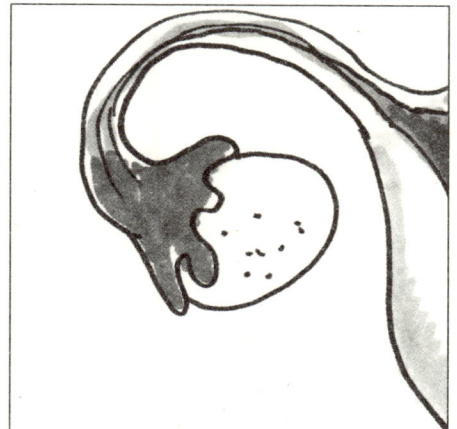

2. Station: Der Eileitertrichter

Der Eileitertrichter liegt am Ende des Eileiters. Mit seinen fingerförmigen Enden neigt er sich beim Eisprung über den Eierstock, nimmt die Eizelle in Empfang und befördert sie in die „Ampulle", wie dieser Teil des Eileiters genannt wird. Dort findet in der Regel die Befruchtung statt.

Gestaltungsidee Station 2: Trichterball (Fangbecher) bereitstellen. Jede Schülerin / Jeder Schüler hat drei Versuche, den kleinen Ball in den Trichter zu bekommen (evtl. selbst einen Fangbecher basteln).

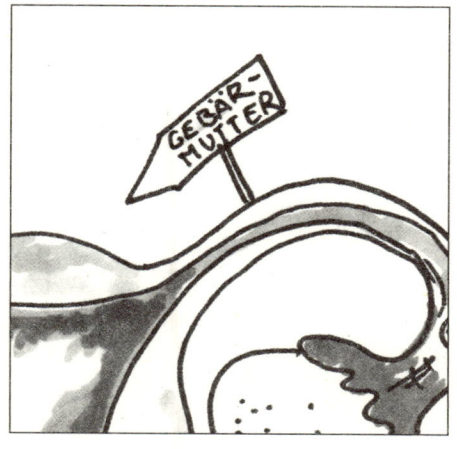

3. Station: Der Eileiter

Im Eileiter, dem Verbindungsgang, der in die Gebärmutter mündet, wird die befruchtete Eizelle langsam in Richtung Gebärmutter transportiert.

Gestaltungsidee Station 3: „Flexible Murmelbahn" – langer, flexibler und an mehreren Stellen befestigter Gummischlauch, durch den – allein durch das Bewegen des Schlauchs, eine Murmel ins Ziel rollt.

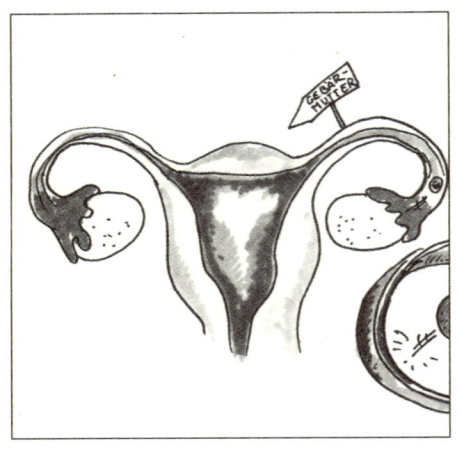

4. Station: Die Gebärmutter

Ist eine befruchtete Eizelle in der Gebärmutter „gelandet", sucht sie sich einen geeigneten Platz und macht sich an der Gebärmutterwand fest. Die befruchtete Eizelle nistet sich in der nährenden Gebärmutter-Schleimhaut ein und wird an diesem geschützten Platz mit allem versorgt, was es für die Entwicklung eines neuen kleinen Menschen braucht.

Gestaltungsidee Station 4: Kleiner Rucksack, befüllt mit lebensgroßer Babypuppe. Mit Öffnung nach unten aufhängen und gut zubinden.

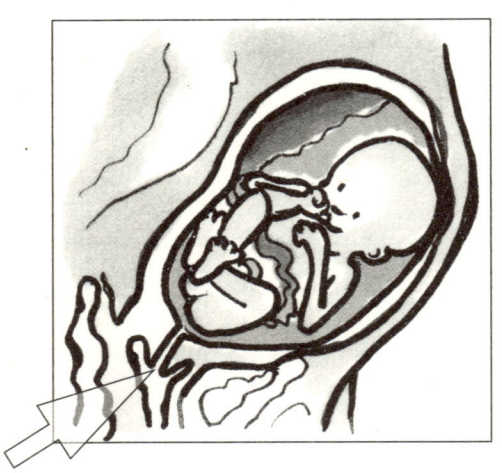

5. Station: Der Muttermund

Ist der Zeitpunkt der Geburt da, wird der Muttermund, der die Gebärmutter bis jetzt sicher verschlossen hat, weich und öffnet sich.
Die Fruchtblase, die den Fötus eingehüllt, mit Flüssigkeit versorgt und gegen Stöße geschützt hat, platzt auf. Das Ungeborene rutscht tiefer ins Becken und gelangt durch den Gebärmutterhals hindurch in die Scheide.

Gestaltungsidee Station 5: Stoffbeutel mit starkem Gummiband eng über einem großen, mit Nüssen, Bonbons oder … befüllten Behälter zubinden. Wer kann mit einer Hand am meisten herausholen (nur 1 Versuch)?

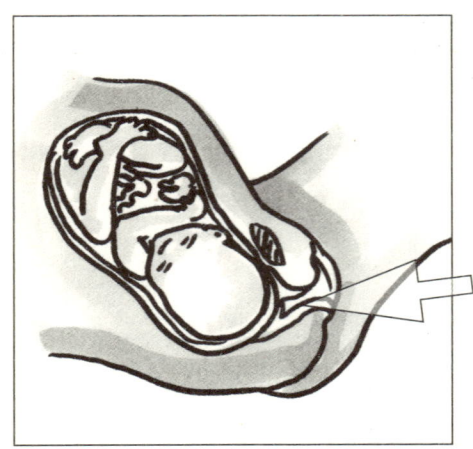

6. Station: Die Scheide

Durch die Scheide, die ebenfalls weit und so dehnbar ist, dass das Ungeborene „durchpasst",
wird das Baby durch die durch die „Wehen" (so nennt man das starke Zusammenziehen der Gebärmuttermuskulatur in der Fachsprache) nach außen, „ans Licht der Welt" gepresst. Ein neuer kleiner, einzigartiger Mensch ist geboren.

Gestaltungsidee Station 6: „Happy-Birthday-Tisch" mit Geburtsfotos, Fußabdrücke eines Neugeborenen, erstes Fotoalbums gestalten (oder mit den mitgebrachten Babyfotos/Babykleidung … der Schülerin / des Schülers).

DIE ENTWICKLUNG DES KINDES IM MUTTERLEIB

1. BIS 4. ENTWICKLUNGSWOCHE: 1 bis 4 mm

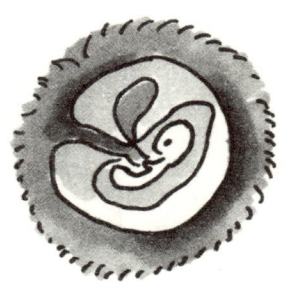

In den ersten vier Wochen des menschlichen Lebens entstehen Millionen von Zellen und organisieren sich zu einem funktionstüchtigen Organismus. Mit ca. 3 Wochen beginnt das kleine Herz zu schlagen und pumpt Blut in alle Bereiche des winzigen Körpers. Der Embryo , so wird das Ungeborene bis zum Abschluss der Organbildung genannt, ist ca. 8 bis 10 mm groß. Ernährt wird er durch die Plazenta, eine Art stark durchbluteten Schwamm, der dem Ungeborenen Nahrung und Flüssigkeit zuführt und Abfallstoffe abtransportiert.

5. BIS 6. ENTWICKLUNGSWOCHE: 5 bis 15 mm

Der Embryo ist erst ca. 15 mm groß, aber voller Leben. Sein Herz schlägt 140 bis 150 × in der Minute. Das Gesicht beginnt sich zu entwickeln, die Geschmacks-und Geruchszellen beginnen damit, Reize aufzunehmen und das Gehirn verarbeitet erste Impulse.

7. BIS 8. ENTWICKLUNGSWOCHE: 2 bis 3cm

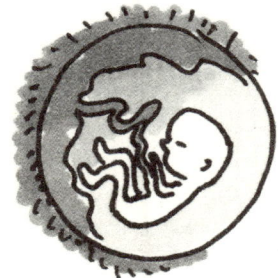

Alle Organe sind angelegt, sie müssen nur noch wachsen und sich ausformen. Teilweise haben sie ihre Funktion schon aufgenommen. Die Finger-und Zehenglieder haben sich ausgebildet; Arme und Beine bewegen sich. Auch Gesichtszüge sind schon zu erkennen. Auf Berührungen um den Mund reagiert das Kind empfindlich.

9. BIS 12. ENTWICKLUNGSWOCHE: 3 bis 8 cm, 15 bis 25 g

Noch hat der Fötus, so wird das Kind nach Abschluss der Organbildung bis zur Geburt genannt, im warmen Fruchtwasser viel Platz.

Es bewegt sich in ihm langsam, wie ein Astronaut in der Schwerelosigkeit. Der Gleichgewichtssinn entwickelt sich und das Kind kann bereits Purzelbäume schlagen. Es beginnt zu tasten und nuckelt am Daumen. In der 9. Woche entwickeln sich die Augenlider und die Augen schließen sich für einige Monate.

13. BIS 16. ENTWICKLUNGSWOCHE: 9 bis 24 cm, 50 bis 200 g

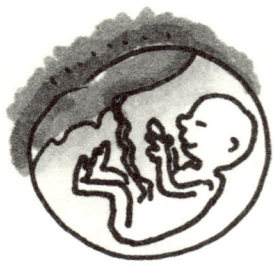

Noch nicht einmal die Hälfte der Zeit in der Gebärmutter ist vorbei. Aber Körper, Gliedmaßen, Knochengerüst und Organe sind schon bis in Einzelheiten ausgebildet. Das Kind reagiert auf Geräusche und nimmt den Herzschlag der Mutter und ihre Stimme, die durch den Körper übertragen wird, wahr.

Der Fötus schluckt, er schmeckt Fruchtwasser, greift, streckt und dehnt sich schon gezielt. Deutlich zu erkennen ist jetzt auch, ob es ein Mädchen oder ein Junge ist.

17. BIS 20. ENTWICKLUNGSWOCHE: 25 bis 32 cm, 300 bis 700 g

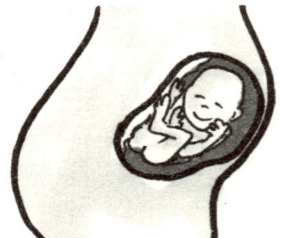

Das Kind wird immer kräftiger und macht sich durch Zappeln und Tritte bemerkbar, die auch von außen immer besser wahrnehmbar sind. Hat das Kleine Schluckauf, spürt die Mama das durch länger andauernde, regelmäßige kleine „Hopser" oder Stupser gegen die Bauchwand.

21. BIS 24. ENTWICKLUNGSWOCHE: 30 bis 34 cm, 600 bis 900 g

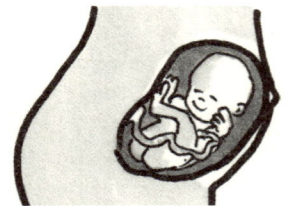

Das Kind entwickelt seinen eigenen Schlaf-Wachrhythmus und reagiert immer stärker auf seine Umgebung. Es trainiert den Greifreflex. Das Baby kann die Augen öffnen, Umrisse sehen und Formen und Farben unterscheiden.

25. BIS 28. ENTWICKLUNGSWOCHE: 36 bis 40 cm, 1000 bis 1400 g

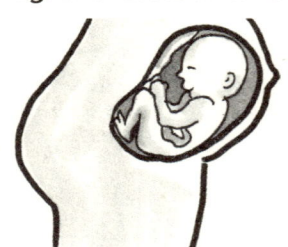

Die Knochen des Ungeborenen werden kräftiger. Das Baby kann jetzt die Augen öffnen. Es sieht Umrisse und kann Formen und Farben unterscheiden. Das Baby trinkt Fruchtwasser – so bildet sich der Schluckreflex aus. Sein Schlaf-und Wachrhythmus ist dem nach der Geburt schon ähnlich.

29. BIS 32. ENTWICKLUNGSWOCHE: 42 bis 45 cm, 1600 bis 2200 g

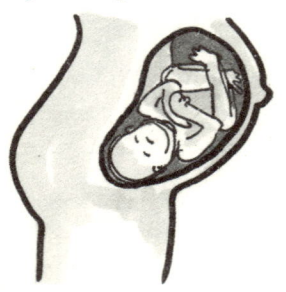

Über die Plazenta wird das Kind nicht nur mit Nahrung versorgt, sondern auch mit Abwehrstoffen zum Schutz vor Infektionskrankheiten. Alle Sinnesorgane sind funktionsfähig. Der Fötus kann tasten, riechen, schmecken, sehen und hören. Er schläft 15 bis 20 Stunden am Tag.

33. BIS 36. ENTWICKLUNGSWOCHE: 46 bis 48cm, 2600 bis 3100 g

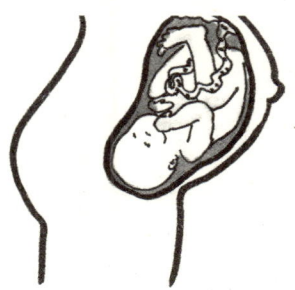

Der Platz wird eng, die Bewegungen des Kindes sind von außen immer deutlicher sichtbar. Wenn es strampelt oder turnt, wackelt der ganze Bauch seiner Mama und manchmal können einzelne Körperteile (z. B. die kleine Ferse) durch die Bauchwand ertastet werden. Die Entwicklung des Gehirns macht große Fortschritte. Das Baby kann bekannte Geräusche und Tonfolgen speichern und reagiert darauf.

37. BIS 42. ENTWICKLUNGSWOCHE: 48 bis 52 cm, 3200 bis 3800 g

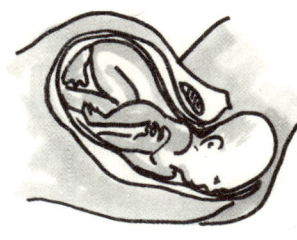

Das Baby ist bereit für die Geburt. Alle Körpersysteme sind funktionsfähig und arbeiten zusammen. Das Ungeborene ist voll entwickelt und legt jetzt noch Fettreserven an.

Wann genau die Geburt stattfinden wird, lässt sich nicht voraussagen. Durch die Ausschüttung von Hormonen wird der Geburtsvorgang eingeleitet. Der große Tag ist da. Herzlich Willkommen, kleiner neuer Mensch!

SCHWANGERSCHAFT

Ordne die neun Schwangerschaftsmonate den Bildern zu.

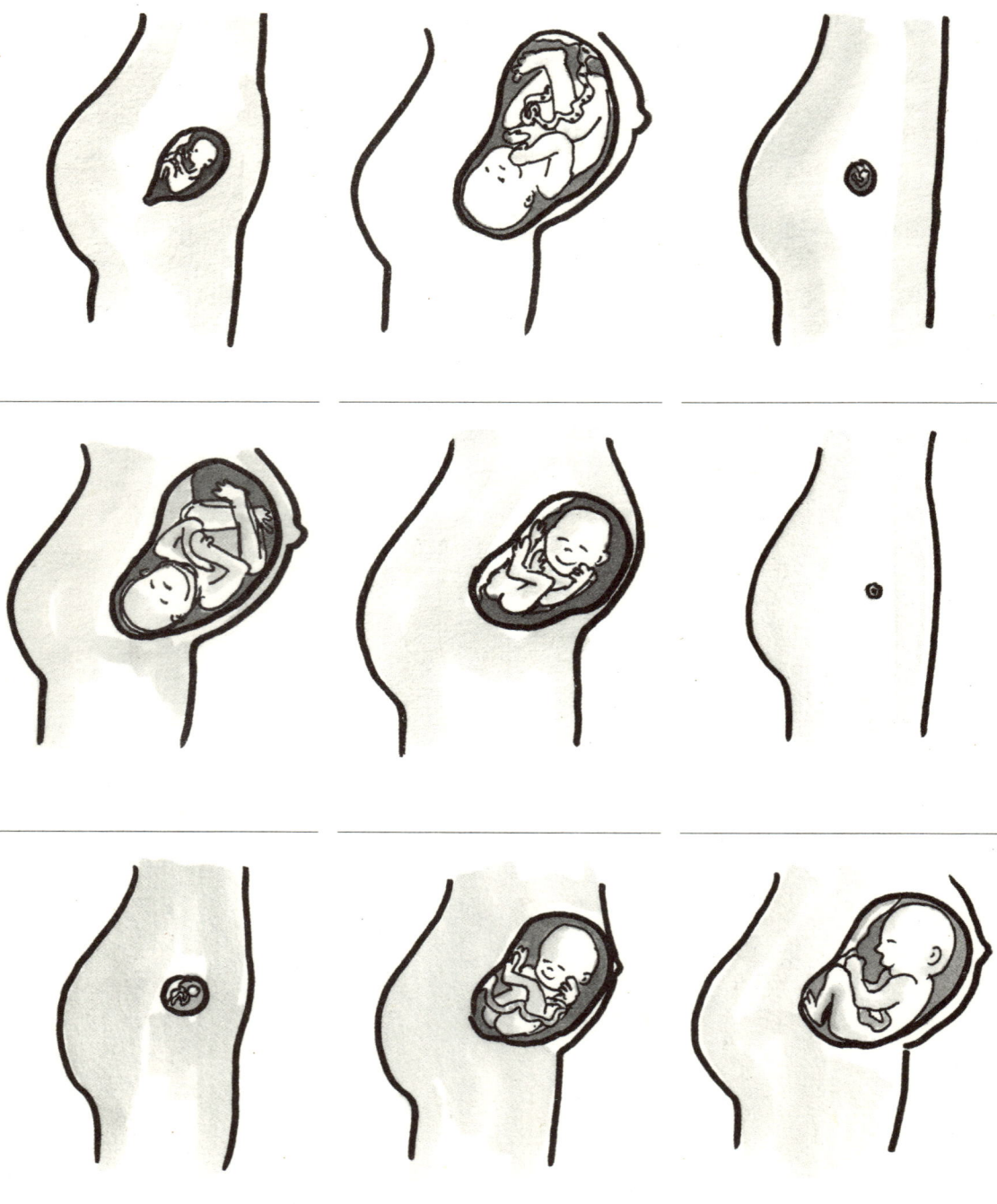

Verliebtheit, Liebe, Herzschmerz und Co.

EINHEIT 6

„VERLIEBTHEIT, LIEBE, HERZSCHMERZ UND CO." UMGANG MIT GEFÜHLEN

KOMPETENZEN

Die Schülerin/der Schüler kann:

» Sich mit Verliebtheit und Liebe auseinandersetzen und die Unterschiede benennen
» Faktoren kennen, die eine Beziehung stabil und vertrauenswürdig machen
» Verschiedene Möglichkeiten kennen, konstruktiv mit Verliebtheitsgefühlen umzugehen
» Wahrnehmen, wie ihr/sein Verhalten auf andere wirkt und was das Verhalten anderer bei ihm auslöst
» Sich des persönlichen Einflusses auf die eigenen Gefühle bewusst werden
» Verstehen, dass Liebe primär das Wohl des geliebten Menschen im Blick hat
» Wissen, dass Liebe (auch) eine Entscheidung ist
» Die Verantwortung kennen, liebevoll und fair mit sich selber und dem Gegenüber umzugehen.

Sich zu verlieben ist eines der Gefühle, das die Schülerinnen und Schüler in dieser Altersstufe zunehmend erleben. Gut mit den damit verbundenen Gefühlsstürmen und ihren Schattenseiten – Eifersucht, Zweifel am eigenen Liebeswert, Gerüchten und Spott der Kameraden – umgehen zu lernen, ist Teil eines lebenslangen Lernprozesses.

In der heutigen stark medial geprägten Kultur, die bloße Verliebtheit bereits als Liebe in ihrer Gesamtheit präsentiert und die Verliebtheit und „miteinander gehen" rund um die Uhr zelebriert, ist es wichtig, den Schülerinnen und Schülern zu vermitteln, dass Verliebtheitsgefühle wie alle anderen Gefühle kommen und gehen, und dass sie uns zwar helfen, uns lebendig und glücklich zu fühlen, aber erst durch Ernsthaftigkeit und Tiefe ihren Wert erlangen.

Erklärungen der körperlichen und seelischen Prozesse, die dabei stattfinden, wirken entlastend und entdramatisierend. Das Gefühl der Verliebtheit wird eingeordnet – etwa unter Zuhilfenahme der sechs Grundaffekte, die schon Descartes unterschied: Liebe, Hass, Verlangen, Freude, Traurigkeit, Bewunderung. Gerade bei der Verliebtheit können alle diese Emotionen in den verschiedenen Stadien ihren Ausdruck finden. Vertiefend kann auch auf Robert Plutchiks Rad der Emotionen zurückgegriffen werden (vgl. Abb.).

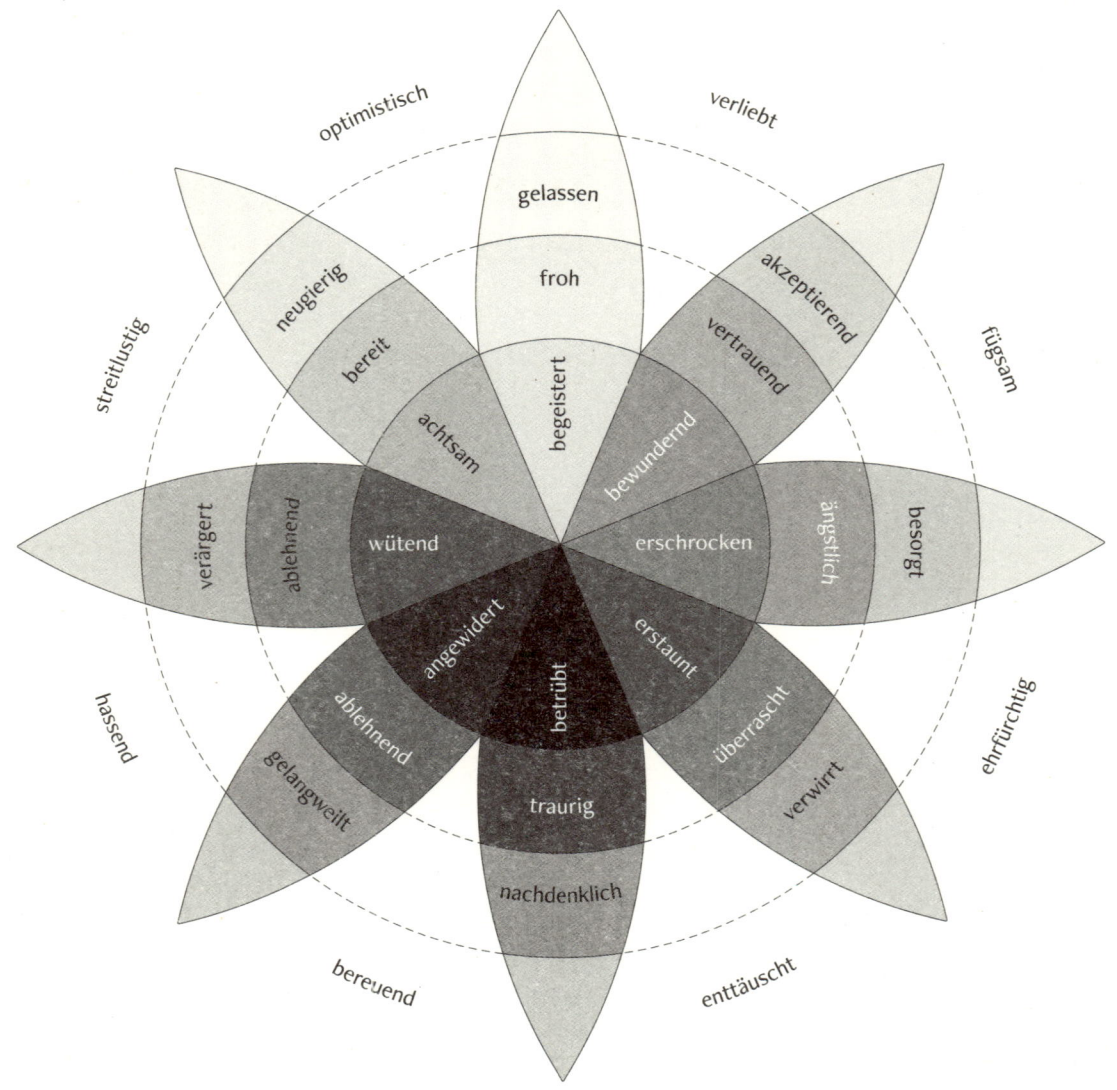

Abbildung: Robert Plutchiks Rad der Emotionen (Im Bonusmaterial in Farbe erhältlich)

Eine Frage, die viele Jugendliche bewegt, selbst wenn sie selbst noch nie verliebt waren, ist, ob man jedes Mal eine neue Beziehung anstreben muss, wenn man sich verliebt hat und ob es nicht eine „Lüge" ist, mit jemanden auch dann noch zusammen zu sein, wenn man nicht mehr völlig berauscht ist von ihr oder ihm. Hier bietet sich die Chance, darauf hinzuweisen, dass sogar erst das Ende des Liebesrauschs den Aufbau einer tragfähigen

Beziehung auf der Basis von Vertrauen, Verlässlichkeit und gemeinsamen Interessen, Zielen und Erlebnissen ermöglicht.

Das führt dann organisch dazu, Verliebtheit und den Wunsch und das ausgesprochene Lebensziel vieler Kinder und Jugendlicher nach einer eigenen Ehe und Familie zu thematisieren. Eine stabile Beziehung und vertrauensvolles Eingebundensein in eine Familie entsprechen einer Grundsehnsucht des Menschen nach Geborgenheit und Identität, die nicht nur im Individuum begründet liegt, sondern im sozialen Verband, dem wir uns zugehörig fühlen.

Untersuchungen zeigen allerdings, dass die Beziehungskompetenz und die Bindungsfähigkeit junger Menschen stark abgenommen haben. Man wünscht sich also dauerhafte Beziehungen, weiß aber nicht so recht, wie dieses Ziel zu erreichen ist. Ein wesentlicher Inhalt dieser Einheit besteht deshalb darin, Schülerinnen und Schülern hilfreiche Impulse zur Gestaltung von langfristigen Beziehungen, von Freundschaften bis hin zur Paarbindung zu geben.

Ziel dieser Einheit ist es, dass die Schülerinnen und Schüler sich mit ihren Gefühlen beschäftigen und sie in die Konzepte von Liebe und Verliebtheit einordnen können. Sie können so verschiedene Möglichkeiten entdecken, konstruktiv mit Verliebtheitsgefühlen zwischen Himmelhochjauchzend und zu Tode betrübt umzugehen.

WEITERFÜHRENDE LITERATUR:

Benthien C., Fleig A., Kasten I. (Hrsg.) Emotionalität. Zur Geschichte der Gefühle. Köln: Böhlau 2000

Freitag, T. Fit for Love? Hannover: Return 2015³, S. 16–22

Gottman J. M. Die 7 Geheimnisse der glücklichen Ehe. Berlin: Ullstein 2014

Mees U. Liebe und Verliebtsein https://www.uni-oldenburg.de/aktuelles/einblicke/25/liebe-und-verliebtsein/

Ulrich D., Mayring P. Psychologie der Emotionen. Stuttgart: Kohlhammer 2003

Von Lovenberg F. (Hg.) Jane Austen über die Liebe. Berlin: Insel 2017

IDEEN FÜR DIE UNTERRICHTSGESTALTUNG

1. **Einstieg** mit Liebeslied oder Szene aus einem Film
   Bonus siehe www.saferchildren.org

   Frage: Was wünscht ihr euch in Bezug auf Liebe und Familie für eure Zukunft?
   (Aufschreiben oder zeichnen lassen)

2. **Liebe ist ...**
   Die Schülerinnen und Schüler kreuzen auf Blatt E 6-1 mit Bleistift die Aussagen an, die
   sie zutreffend finden.

3. **Verliebtheit oder Liebe?**
   Auf Flipchart notieren, was die Schülerinnen und Schüler unter „Verliebtheit"
   verstehen und was sie unter dem Begriff „Liebe" einordnen. Sehen sie die Unterschiede?

   Was erleben sie zu diesem Thema im Schulalltag, bei ihren Kollegen etc.?

   Über die Unterschiede ins Gespräch kommen. Dazu auch Bilder als Hilfen verwenden.
   Illustration Verliebtheit: Seifenblasen. Schön, schillernd, bunt und oft plötzlich wieder
   geplatzt. Wer schafft es, die größten Blasen zu „zaubern"?

   Verliebtheit ist ...

   ... wie eine Wunderkerze:
   Prickelnd, sprühend, faszinierend, wunderschön, leuchtend, aber nicht nachhaltig
   oder dauerhaft. Man kann damit keinen Raum erwärmen.

   ... wie ein Schmetterling, der sich auf unsere Hand setzt:
   Plötzlich da, taucht oft unerwartet auf, flattert aber auch plötzlich wieder davon.
   Farbig, schillernd, ‚neu‘, geheimnisvoll ... Es kann uns ein Leben lang passieren, dass
   wir uns plötzlich in jemanden verlieben. Auch immer wieder neu die Partnerin oder
   den Partner, mit der/dem wir unser Leben teilen.

   Liebe ist ...

   ... wie ein Feuer:
   Etwas, das auf Dauer angelegt wird, das langfristig Wärme abgibt, das wir pflegen, bei
   dem wir immer wieder Holz nachlegen.

... auf das Du ausgerichtet:

Wenn wir lieben, geht es nicht in erster Linie darum, was wir vom anderen profitieren, sondern was wir ihm geben können. Liebe denkt nicht (nur) an sich, sondern hat das Wohl des geliebten Menschen im Blick.

... eine Entscheidung:

Liebe orientiert sich nicht nur am Gefühl, sondern gründet in einer bewusst gefällten Entscheidung für den geliebten Menschen. Der Entschluss, ,gute und schlechte Zeiten' gemeinsam zu bewältigen, stellt eine Liebesbeziehung auf ein haltgebendes Fundament. (Nicht ohne Grund planen die meisten Menschen, irgendwann zu heiraten. Ehe und Familie scheinen der Grundsehnsucht des Menschen nach stabilen Beziehungen und Eingebunden-Sein zu entsprechen) Liebe und Verbindlichkeit/ Treue gehören zusammen wie zwei Seiten derselben Münze.

Die Toblerone-Übung:

Die Lehrperson bringt eine große (dreieckige) Toblerone-Schokolade in den Unterricht mit. Sie erklärt, dass die Schülerin oder der Schüler, die/der es schafft, die Tafel mit der spitzen Seite nach unten auf den Tisch zu stellen, sodass sie stabil steht, (ohne Hilfsmittel) die Schokolade behalten darf.

Liebesbeziehungen lassen sich damit vergleichen. Will man sie auf der Verliebtheit (der spitz zulaufenden Seite) aufbauen, fehlt die Stabilität. Nur auf der breiten Seite (Liebe) steht das Ganze.

Kurzes Brainstorming:

- 💬 Antworten auf farbige Zettel schreiben lassen und dann aufkleben:
- 💬 Was macht eine Liebesbeziehung auf die Dauer tragfähig und sicher?
- 💬 Was braucht es für eine gute, stabile Paar-Beziehung?

4. **Umgang mit Verliebtheit und Liebe: Entscheidungen treffen**

Wir sind als Menschen unseren Gefühlen nicht hilflos ausgeliefert, sondern können uns entscheiden, wie wir mit ihnen umgehen wollen. „Wenn ich Gefühle für jemanden habe, kann ich mich dafür entscheiden, mit dieser Person eine Beziehung einzugehen und ich kann mich ebenso dagegen entscheiden. Verliebtsein muss nicht immer zwingend eine Beziehung zur Folge haben."

Auch verheiratete Leute verlieben sich manchmal (vorübergehend) in jemand anderen. Das muss jedoch nicht heißen, dass sie deshalb eine neue Beziehung eingehen und ihren Ehepartner verlassen.

Ich entscheide, ob ich verliebte Gefühle nähre oder sie „weiterziehen" lasse, weil mir die Beziehung, in der ich bin, wichtig ist. Weil Treue für mich ein Wert ist. Weil ich langfristig denke und nicht nur den Moment sehe.

5. **Umgang mit Verliebtheit und Liebe: Entscheidungen treffen**

Verschiedene Varianten, mit Verliebtheit umzugehen, auf Flipchart schreiben. Welche findet Ihr gut, welche weniger gut/unangenehm?

☺ ☺ ☹   Es in den Chat stellen, ihr/ihm immer wieder kleine Nachrichten senden

☺ ☺ ☹   In mein Tagebuch schreiben, dass ich verliebt bin

☺ ☺ ☹   Die ‚Schmetterlinge im Bauch' einfach genießen und nichts weiter machen

☺ ☺ ☹   Mich total auffällig benehmen, auf mich aufmerksam machen

☺ ☺ ☹   Mir nicht viel anmerken lassen, aber schauen, dass ich viel in der Gruppe mit ihr/ihm zusammen sein kann.

☺ ☺ ☹   Ihr/Ihm Liebesbriefe schreiben

☺ ☺ ☹   Es einer vertrauenswürdigen Person erzählen

☺ ☺ ☹   Den anderen fragen, ob er oder sie mit mir „zusammen sein" will.

☺ ☺ ☹   _____

Abschluss:

Die Schülerinnen und Schüler gehen den Fragebogen ‚Liebe ist …' nochmals durch und schauen, ob sie die Kreuze zum Teil noch umplatzieren möchten oder ob es für sie nach wie vor so stimmt.

LIEBE IST ...????

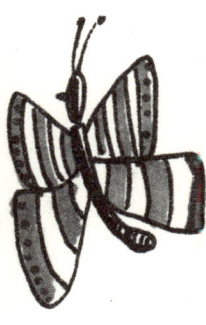
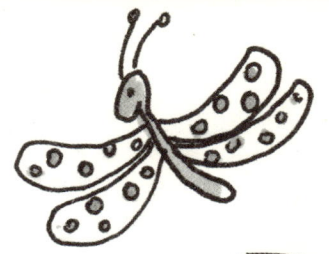

- ☐ Alles gemeinsam zu tun
- ☐ Jemandem zu schreiben, dass man in sie/ihn verliebt ist
- ☐ Immer dieselbe Meinung zu haben
- ☐ Eine Familie zu gründen
- ☐ Wenn ich nur noch von ihr/ihm erzählen möchte
- ☐ Den anderen in die Eisdiele einladen
- ☐ Alles zu tun, was der andere will
- ☐ Dem anderen entgegenkommen / Kompromisse schließen können

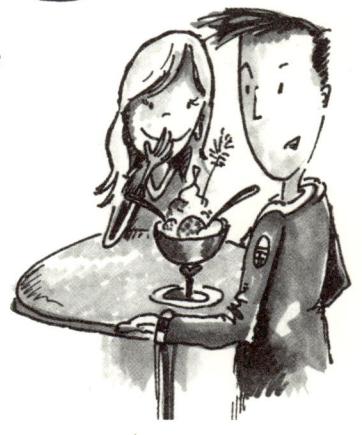

- ☐ Wenn ich den anderen super schön finde
- ☐ Händchen halten
- ☐ Wenn ich damit angebe, dass sie/er mit mir zusammen ist
- ☐ Niemals zu streiten
- ☐ Zärtlichkeiten auszutauschen
- ☐ Jemandem Geschenke zu machen
- ☐ Wenn ich rot werde, sobald ich jemanden treffe
- ☐ Dass mir wichtig ist, dass es dem anderen gut geht
- ☐ Nur noch an eine Person zu denken
- ☐ Jemanden zu necken, ihr/ihm kleine Streiche zu spielen

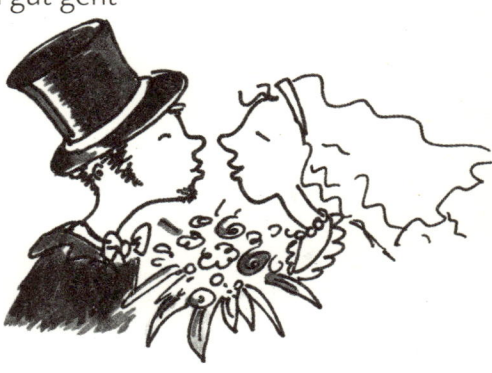

- ☐ Ein wunderschönes Gefühl
- ☐ Die Entscheidung, ein Leben lang zusammen zu bleiben
- ☐ Den anderen herauszufordern, sie/ihn zu provozieren
- ☐ Zusammen ausgehen
- ☐ Immer mit dem anderen zusammen sein zu wollen
- ☐ Ehrlich zueinander zu sein
- ☐ Sich für den anderen schön zu machen
- ☐ Nur noch mit den Leuten zusammen zu sein, die der andere mag

AUFTRAG:

- ✎ Kreuze an, was aus deiner Sicht Liebe ist.
- ✎ Streiche durch, was du nicht als Liebe bezeichnen würdest.

Wie begründest du deine Entscheidungen?

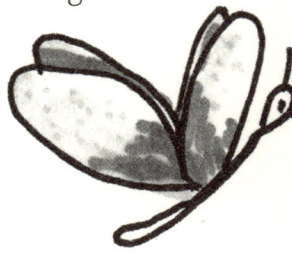

Mehr als Sex

„MEHR ALS SEX"
SEXUALITÄT GANZHEITLICH VERMITTELN

KOMPETENZEN

Die Schülerin/der Schüler kann:
» Sexualität als etwas Ganzheitliches wahrnehmen
» Verschiedene Zwecke und Funktionen von Sexualität benennen
» Die prägende Wirkung sexueller Kontakte und Erfahrungen auf die eigene Lernge-
  schichte verstehen
» Ein gesundes Gefühl für Nähe, Distanz und gesunde Abgrenzung entwickeln
» Für sich definieren, wie er seine Zukunft plant und in welchen Zeitabschnitten Sexua-
  lität, Liebe, Ehe und Familiengründung ihren Platz finden sollen

So unverständlich das heute anmutet: Die längste Zeit sprach man nicht von „Sexualität",
sondern ausschließlich von den Gefühlen und auch Konsequenzen, die mit ihr verbunden
waren. Also von Liebe, von Lust, von Leidenschaft, von miteinander das Ehebett teilen,
von ehelichen oder von außerehelichen Kindern, von losen Sitten oder auch der ehelichen
Pflicht.

Obwohl sich die Einschätzungen von Männern und Frauen über die Jahrhunderte stark
veränderten – so galten bis in die Neuzeit die Frauen als die gefährlichen Verführer, erst
im 19. Jahrhundert kam die Vorstellung auf, dass sie weniger Lust als Männer empfinden –
war doch immer klar, dass Frauen moralisch geschützt werden müssten. Der Grund war
nicht, dass man ihnen „keinen Spaß" gönnte, oder sie unterjochen wollte, wie das heute
oft dargestellt wird, sondern dass körperliche Lust und Leidenschaft immer auch mit der
Wahrscheinlichkeit einer Schwangerschaft oder der Ansteckung mit einer lebensbedro-
henden Krankheit verbunden war.

Dabei bedeutete die monogame Ehe wirtschaftliche und soziale Absicherung von Frauen.
Besonders ein außereheliches Kind war gleichbedeutend mit gesellschaftlicher Stigmati-
sierung und Ächtung, eben auch weil sich niemand um das Kind kümmern konnte. Ande-

rerseits bedeuteten (wie heute noch in vielen Ländern Afrikas und Südamerikas) Kinder in einer fest gefügten Ehe Wohlstand und Absicherung im Alter und damit Ehrbarkeit. Familie wurde immer gedacht als ein generationenübergreifendes gesellschaftliches Modell.

„Leisten" konnte man sich unverbindliche Beziehungen erst, nachdem es zu drei Entwicklungen gekommen war: die Behandelbarkeit von Geschlechtskrankheiten seit der Zeit nach dem 2. Weltkrieg, die Verhütung von ungeplanten Schwangerschaften vor allem durch die Entwicklung der hormonellen Empfängnisverhütung, und die Absicherung durch die Berufstätigkeit von Frauen und einen Sozialstaat, der finanzielle Hilfe für die Kinderbetreuung zur Verfügung stellte.

Deshalb beruht eine intime Paarbeziehung heute weniger auf wirtschaftlichen und moralischen Grundlagen, sondern auf einer bewussten Entscheidung zweier Menschen, die psychologisch und emotional in hohem Maße Sinn macht. Das ist einerseits eine enorme Befreiung hin zu einer echten Liebesbeziehung, andererseits aber auch eine große Aufgabe und Bürde, die vielen lästig erscheint, weil es die Befriedigung von Sexualität so scheinbar billig gibt und weil es altmodisch wirkt, sich nur an eine Partnerin oder einen Partner zu binden.

Hier zeigt aber die Bindungsforschung auf, dass die partnerschaftliche Liebesbeziehung alles andere als ein Auslaufmodell ist, weil sie sowohl auf körperlicher wie emotionaler und seelischer Ebene der sozialen Gesetzmäßigkeit folgt, dass das Ganze mehr ist als die Summe seiner Teile. So ist partnerschaftliche Sexualität mehr als die Befriedigung jeder einzelnen Partnerin oder jedes einzelnen Partners. Sichtbarer Ausdruck dafür können gemeinsame Kinder sein.

In dieser Einheit sollen wissenschaftliche Fakten besprochen werden, die dafür sensibilisieren, was im Körper und in unserer Persönlichkeit passiert, wenn sich zwei Menschen miteinander vereinen und zusammenleben. Dabei wird deutlich, dass Lust nur einen Aspekt von Sexualität und Liebe bildet, der zwar wichtig ist, aber nicht isoliert werden kann. Liebe ist immer auch eine Entscheidung, die große Wertschätzung für die ganze Partnerin und den ganzen Partner ausdrückt.

WEITERFÜHRENDE LITERATUR:

Negatives Beispiel, nicht für den Unterricht, sondern zur Vorbereitung für die Lehrerin bzw. den Lehrer: Bruno Mars – The Lazy Song – Parody „The H*rny Song" (Lyrics)

https://www.youtube.com/watch?v=KOEubPVE3xs

Eder F. X. Kultur der Begierde: Eine Geschichte der Sexualität. München: C.H. Beck 2009

Muschembled R. Die Verwandlung der Lust: Eine Geschichte der abendländischen Sexualität. München: Deutsche Verlags-Anstalt 2008

Streit U. und Jansen F. (Hgg.), Uvnäs Moberg K. Oxytocin, das Hormon der Nähe: Gesundheit – Wohlbefinden – Beziehung. Wiesbaden: Springer Spectrum 2016

IDEEN FÜR DIE UNTERRICHTSGESTALTUNG

1. **„Sex haben" dient der Fortpflanzung**
    Kurzer Rückblick auf das in Einheit 4 bis 6 Gelernte, Brainstorming auf Flipchart. Was wissen die Schülerinnen und Schüler noch?

    Feststellung:
    Sexualität dient unter anderem dazu, dass neues Leben entstehen kann und wir uns als Menschen vermehren.
    Das bedeutet ganz viel Freude, aber auch eine große Verantwortung. Kinder und Teenager sind damit noch überfordert. Deshalb ist das ‚Sex haben'/Geschlechtsverkehr ‚Erwachsenensache'.

    Auftrag:
    In 4er Gruppen besprechen, was es bedeutet, für ein Baby zu sorgen. Was braucht es dafür? Die Gruppe schreibt es auf und stellt eine Liste mit Dingen zusammen, die ein Baby braucht. Jede Gruppe stellt ihre Überlegungen anschließend kurz der Klasse vor.

2. **Gesunde Nähe – gesunde Abgrenzung**

    Spiel zum Thema „Nähe und Distanz"
    Die Schülerinnen und Schüler stellen sich in einer langen Reihe, mit einem Abstand von 3 m voneinander, im Pausenhof auf und zeichnen mit Kreide einen Kreis, ein Oval oder ein Rechteck auf den Boden, der/das ihren persönlichen Schutzraum, ihre individuelle Grenze darstellt. An beiden Enden der Schlange wird ein Zielraum von 50 cm × 50 cm eingezeichnet. Nun wird ein Ball ins Spiel gebracht, der frei herumgekickt wird, aber nicht über Kniehöhe gehen darf. Gemeinsame Aufgabe aller Spielerinnen und Spieler ist es dabei, darauf zu achten, dass der Ball keine der Schutzlinien überrollt, sondern an den Kreisen vorbei ins Ziel gekickt wird. Gelingt dies, bekommen alle Mitspielerinnen und Mitspieler Lob oder eine kleine Belohnung.

3. **Geschlechtsverkehr schafft Nähe, verbindet, „klebt zusammen"**

    Puzzle-Übung: „Auf der Suche nach dem richtigen Gegenüber"
    Die Schülerinnen und Schüler müssen in einem Puzzle-Mix (je 2 passende Teile aus verschiedenen Puzzles) nach zwei zueinanderpassenden Teilen suchen und diese zusammenfügen.

    „Blatt-Übung":
    Die Lehrperson erklärt mit Hilfe von 2 verschieden farbigen Blättern und Sekundenleim, dass sich zwei Menschen beim Geschlechtsverkehr so nahe kommen wie nirgends sonst.

Sie werden, bildlich gesprochen, ‚zusammengeklebt'. Dies wird mit dünn aufgetragenem Sekundenleim und Blättern vorgezeigt. Einige Minuten später bekommt eine Schülerin oder ein Schüler die Aufgabe, die Blätter wieder zu trennen.
Was beobachten die Schülerinnen und Schüler dabei?

Handcreme-Übung: „Was wir unbedacht verschenken, ist weg"

Die Lehrperson bringt Hand-crème oder (Haargel oder ...) mit und verteilt diese(n) großzügig unter die Schülerinnen und Schüler. Danach teilt sie mit, dass sie gemerkt hat, dass sie zu viel weggegeben hat und bittet die Schülerinnen und Schüler, die Handcrème oder das Haargel wieder in die Tube zurückzugeben, was natürlich nicht geht. Weg ist weg, das gilt auch für die Nähe, die wir zulassen und für den Bereich Sexualität.

Sexualität ist wie ein Tisch mit drei Beinen

Sexualität hat drei Bereiche: Fruchtbarkeit, Lust und Bindungsaspekte. Wie ein Tisch kippt, wenn er nur auf einem einzigen Bein steht, ist es auch mit der Sexualität. Wenn man nur Kinder will, dann fehlt beim Sex die Lust (Freude, Glück, Feuerwerk ...) und der Bindungsaspekt. (Zusammengehören, sich ganz nah sein, Verbundenheit ...) Will man Kinder und Lust, dann fehlt der Bindungsaspekt (der Tisch steht nicht). Hat man aber Bindung, Lust und Fruchtbarkeit, dann hat man drei Säulen und die Tragen dann auch eine Tischplatte.

Anmerkung für die unterrichtende Person: Man könnte dies erweitern: Je mehr ein Mensch weiß, was er in der Sexualität mit dem anderen kommuniziert, desto stabiler, schöner, tiefer ist die Sexualität.

4. Ereignisse – Lebensagenda

Die Schülerinnen und Schüler fertigen mit einem langen Streifen Papier einen „Zahlenstrahl" von 30 Jahren an (z. B. 1 Meter lang, 10 cm breit).

Anschließend schneiden die Schülerinnen und Schüler die Ereignis-Bilder (ARBEITSBLATT E 7-1) aus und kleben sie – je nach Empfinden – an den richtigen Ort auf den Zahlenstrahl.

Was gehört in welchen Lebensabschnitt? Möchten die Schülerinnen und Schüler z. B. einmal heiraten oder Kinder haben und, wenn ja, etwa in welchem Alter?

EREIGNISSE – LEBENSAGENDA

Meine Geburt

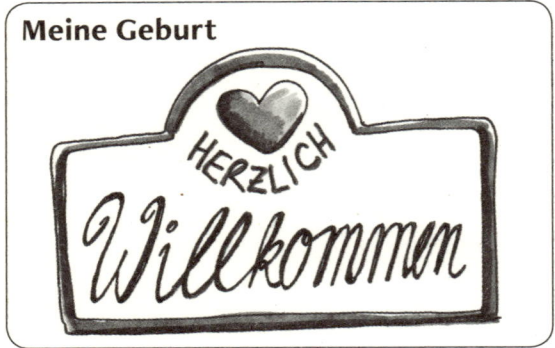

Kleinkindphase

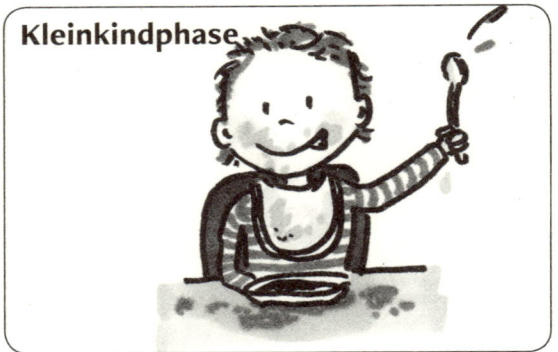

Kindergartenzeit

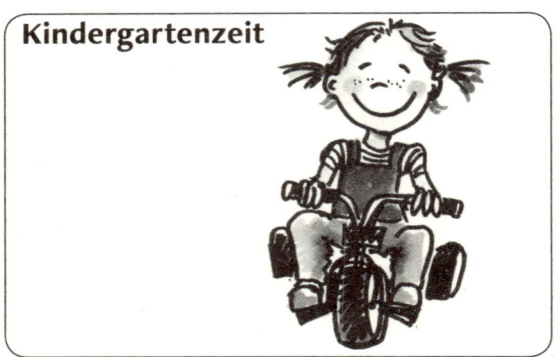

Schulzeit

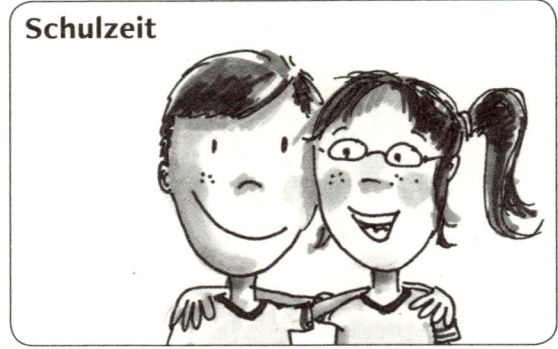

Verliebt

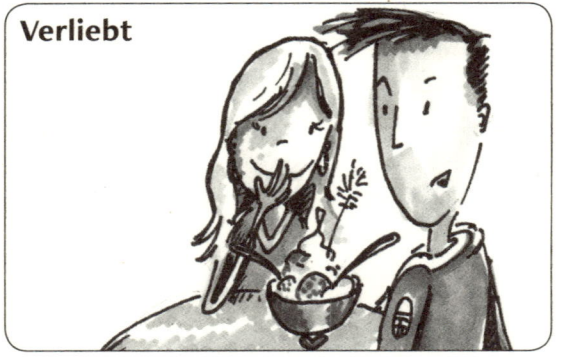

‚Feuerwerk'
Sexualität

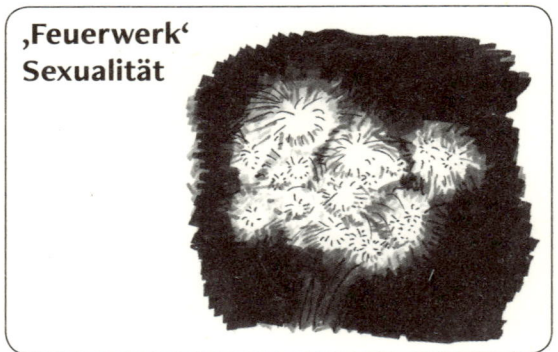

Verheiratet

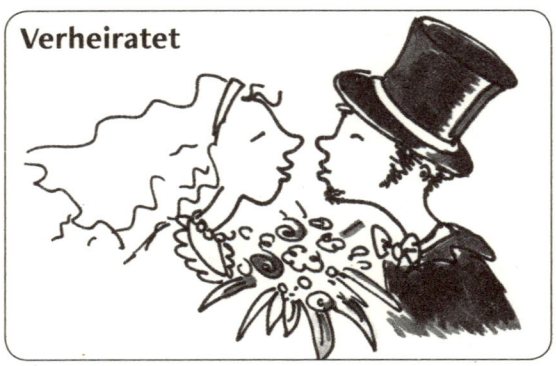

Kinder haben

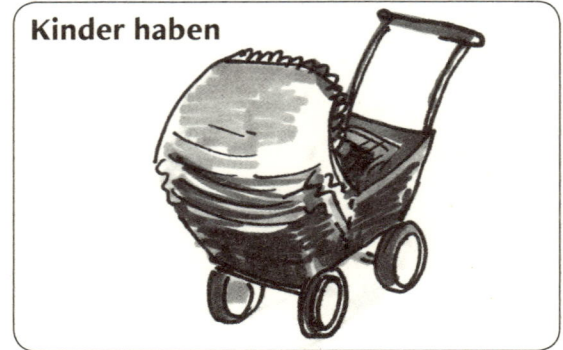

Pornografie

„PORNOGRAFIE"
WAS SIE IST UND WAS SIE MIT UNS MACHT

KOMPETENZEN

Die Schülerin/der Schüler kann:
» Wertvolle Beziehungs-Bausteine nennen
» Unterschiede von Realität und virtueller Welt kennen
» Persönliche Grenzen deklarieren und verteidigen
» Gesetze, die persönliche Grenzen schützen, wiedergeben
» Erklären, was Pornografie ist
» Wissen, was Pornografie im Leben und in Beziehungen von Menschen bewirkt
» Möglichkeiten aufzählen, wie man in kritischen Situationen reagieren und sich abgrenzen könnte
» Wissen, dass sie/er sich in schwierigen Situationen kompetente Hilfe suchen soll
» Wissen, an wen sie/er sich wenden kann, wenn sie/er Unterstützung oder Schutz braucht

Pornografiekonsum ist heute nicht mehr auf die sprichwörtlichen „schmutzigen alten Männer" beschränkt, sondern prägt längst den Medienhorizont auch von Kindern und Jugendlichen. Lange Zeit war von der Sexualpädagogik angenommen worden, dass Pornografie verschwinden würde, wenn die Sexualität erst durch die Aufhebung von Tabus und ausführliche Aufklärung befreit worden wäre. Tatsächlich ist das Gegenteil eingetreten. Dies hat vielfältige Gründe, die zum Teil mit der Komplexität von Sexualität und Anpassungsfähigkeit der Pornografie zu tun haben, aber auch mit der medialen Revolution durch das Internet und seiner Verfügbarkeit auf Smartphones.

Bereits vor 20 Jahren lag der Gesamtumsatz von pornografischen Materialien alleine in den USA bei über 4 Milliarden Dollar. Es gab und gibt also einen enormen wirtschaftlichen Anreiz, einerseits immer mehr Pornografie zu produzieren und andererseits die Geräte, auf denen sie konsumiert wird, immer weiter zu verbessern. Allein auf der umfangreichsten pornografischen Website „Xvideos" stehen zurzeit über 7 Millionen Clips und Filme zur kostenlosen (das Geschäft wird über Bannerwerbung und Links zu kostenpflichtigen Angeboten gemacht) Verfügung, die keinerlei altersmäßigen Beschränkung unterliegen.

So verwundert es nicht, dass heute schon Grundschulkinder (meist noch zufällig bzw. unfreiwillig) mit Pornografie in Berührung kommen. Viele Sexualpädagoginnen/Sexualpädagogen beruhigen Eltern immer noch mit der Ansicht, dass das ohne großen Einfluss auf die weitere psychosexuelle Entwicklung bleibe, weil die Kinder diese Kontakte nicht positiv bewerteten, sondern sich eher geschockt und angeekelt zeigten.

Tatsächlich beruht aber die erregende Wirkung von Pornografie u. a. sogar darauf, dass Schock und Ekel als emotionale und als Lustverstärker wirken. Der sich oft schnell entwickelnde Hang und Drang zum Pornografiekonsum ist erklärbar durch eine komplexe Prägung der sexuellen Erregbarkeit auf eine Kombination von

→ Angstlust

→ Ekellust

→ Lustgewinn durch Tabubruch (man ist sich der Ungehörigkeit bewusst)

→ Lust durch bloß passives Schauen (früher Voyeurismus genannt)

→ Lust durch Suchen und Finden immer neuer visueller Stimuli (Gier nach Neuem)

→ Lust durch das Omnipotenzgefühl als Regisseur der eigenen sexuellen (Phantasie-) Realität

→ Lust, die dadurch entsteht, dass unser eigener Körper durch die Rückkoppelung, die über die sog. Spiegelneuronen stattfindet, unmittelbar auf visuelles Geschehen reagiert

→ Lust, die durch das gleichzeitige Schauen und Selbstbefriedigung entsteht, was zusätzlich konditionierend wirkt (Beispiel: Pawlow'scher Hund, der nach kurzer Zeit bereits auf den Ton der Pfeife so reagiert, als ob er tatsächlich gefüttert wird.)

Kinder und Jugendliche durchschauen die Komplexität nicht, da sie selbst noch keine eigenen Erfahrungen mit partnerschaftlicher Sexualität gemacht haben, die als Korrektiv wirken können (aber nicht müssen).

Zwar trifft vieles vom hier Gesagten auch auf den Konsum anderer Medien zu, der Unterschied ist aber, dass selbst bei anderen sog. „Körper-Genres", also Thriller, Horror, Action, Melodrama, die Wirkung mehr auf einer Erzählung und Dialog basiert, als auf das Aneinanderreihen von starken Körpereffekten. Zudem berührt Sexualität weit mehr das Innerste, weil sie, zusätzlich zur Lust, einen Trosteffekt bewirkt. Gerade Kinder und Jugendliche können sich daran gewöhnen, in belastenden, unangenehmen emotionalen Situationen, auf Pornografie als Wohlfühlritual zurückzugreifen, das schnell sog. Glückshormone im Körper freizusetzen hilft.

Es ist daher Aufgabe dieser Einheit, den Unterschied zwischen (medialen) sexuellen Phantasien und der Sexualität, wie sie sich in einer partnerschaftlichen Beziehung real entwickelt und eingebunden wird, darzustellen.

Die besondere Herausforderung ist, über Pornografie zu sprechen (es versteht sich von selbst, dass explizites Material nicht im Unterricht verwendet werden kann), ohne Neugierde zu wecken oder auf nicht belegbare Wirkzusammenhänge hinzuweisen. Gut untersucht sind die Zusammenhänge zwischen Pornografiekonsum und der Zunahme von sexueller Aggression, sowie die Übernahme unrealistischer Sexualvorstellungen, wie etwa die Annahme, dass Analverkehr für jeden besonders lustvoll sei. Daran zeigt sich auch ein wesentliches Dilemma zwischen den Möglichkeiten des Unterrichts und der Wirkung von Pornografie: Letztere kann sich darauf verlassen, dass „Bilder mächtiger sind als Worte", weshalb sie auch zum wichtigsten Aufklärungsmedium bei Kindern und Jugendlichen avanciert ist, obwohl sie dafür völlig untauglich ist.

WEITERFÜHRENDE LITERATURHINWEISE:

Freitag, T. Fit for Love? Hannover: Return 2015

Pastötter, J. Das postindustrielle Phänomen Erotic Home Entertainment und der Prozess der Zivilisation. Wiesbaden: DVU 2003

Robinson M. Das Gift an Amors Pfeil: Von der Gewohnheit zum Gleichgewicht in sexuellen Beziehungen. Freiburg i. Br.: Arbor 2010

IDEEN FÜR DIE UNTERRICHTSGESTALTUNG

1. **Einführung bzw. kurze Wiederholung:**

   Der menschliche Körper, Nacktheit und Sexualität sind gut und kostbar. Und klar, logisch ist, dass wir kostbare Dinge sorgsam behandeln.

   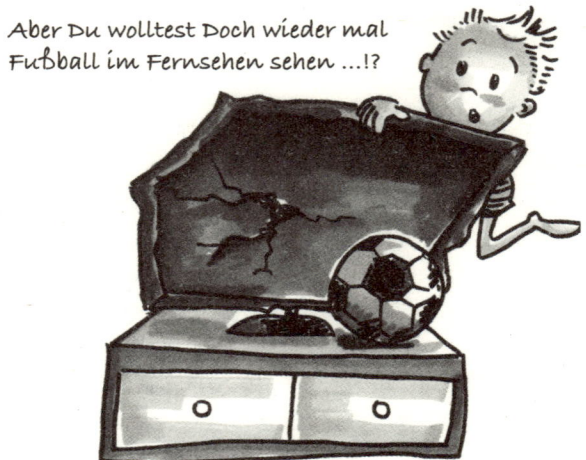

   Aber Du wolltest Doch wieder mal Fußball im Fernsehen sehen ...!?

   Möglicher Einstieg ins Thema: „Wer von euch hat schon mal Fußball gespielt?" „Wo spielt ihr denn?" „Was verwendet ihr, wenn es keine Tore gibt?" „Hat schon mal jemand von euch einen Fernsehbildschirm dafür verwendet, so einen richtig großen?" „Wieso nicht?" „Ist der Bildschirm schlecht oder böse?"

   Nein, er ist einfach nicht dafür gemacht und geht dabei kaputt, sodass er auch nicht mehr für seine ursprüngliche Funktion taugt.

2. **Welche Bausteine verwendest du?**
   Anschauungsmaterial:

   Legotechnik-Fahrzeug, Transformers, Computerplatine, Ziegelstein, Zutaten für einen Obstsalat oder Ähnliches.

   Um etwas zu bauen, sind die die richtigen Materialien und Bauteile notwendig. Für ein Haus benötigt man Beton und ein Auto fährt nur mit einem Motor.

   ARBEITSBLATT E 8-1 „Bausteine"

   Gemeinsamer Vergleich: Welche Bausteine stehen für Beziehungen und Sexualität zur Auswahl? Respekt, Freundschaft, Warten, Liebe, Ehrlichkeit, Treue, Wahrheit, Lüge ...

   Welche Bausteine sind euch am wichtigsten?

3. **Was ist Pornografie?**
   Erklärung des Wortes Pornografie. Jan erzählt, wie er mit einem Pornoheft in Berührung gekommen ist. Bei seinem großen Bruder findet er ein offenes Ohr und bekommt hilfreiche Tipps.
   ARBEITSBLATT E 8-2 „Jans Geschichte".

4. **Realität oder virtuelle Welt**

Pornografie stellt Frauen, Männer und ihre Sexualität oft ganz anders dar, als sie wirklich sind. Das kennt ihr auch aus der Werbung, wo Spielzeug oder Essen meistens viel besser und schöner dargestellt wird, als es in Wirklichkeit ist. Mit Hilfe von Computern kann man sehr viele Dinge anders aussehen lassen, als sie sind.

ARBEITSBLATT E 8-3 Bonus „Toothless Lew"

Kurzes Brainstorming: Wieso wird die Realität oft anders dargestellt, als sie tatsächlich ist?

5. **Grenzen – Was ist erlaubt?**

Wie sieht es mit deinen Freunden, deiner Familie und deinen Bekannten aus? Dürfen andere mit dir tun, was immer sie gerade wollen?

ARBEITSBLATT E 8-4 „Grenzen"

Brainstorming:

Wieso ist es wichtig, persönliche Grenzen zu haben?
Hinweis auf gesetzliche Lage bezüglich Nacktfotos von Minderjährigen etc.

6. **Gruppenzwang**

ARBEITSBLATT E 8-5 „Skikursgeschichte"

7. **Wahrheit oder Lüge**

⚙ **Spiel:**

Jede Schülerin und jeder Schüler schreibt seinen Namen und 3 Aussagen über sich selbst auf einen Zettel, wobei eine der Aussagen falsch und zwei richtig sein sollen.

Etwa: 1. Ich hab ein Galaxy S6, 2. Ich spiel gern auf der Wii, 3. Ich habe kurze Haare

Die Zettel werden eingesammelt, vermischt und anschließend zieht jede Schülerin und jeder Schüler einen. Jeder versucht nun zu erraten, welche Aussage falsch ist.

⚙ **Brainstorming:**

Was sind mögliche Konsequenzen, wenn man in unterschiedlichen Situationen die Wahrheit sagt bzw. lügt. z. B.: Facebook, Eltern, Lehrerinnen/Lehrer?

BAUSTEINE

WELCHE BAUSTEINE VERWENDEST DU FÜR DEINE FREUNDSCHAFTEN?

Viele Dinge im Leben bestehen aus verschiedenen Bausteinen.

Bausteine für ein Smartphone:

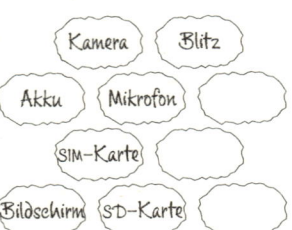

Je besser die einzelnen Bausteine sind, desto besser (und meistens auch teurer) ist das Smartphone.

Ähnlich ist es auch mit Freundschaften, Beziehungen und Sexualität.

Für das Bauen von Freundschaften, Beziehungen und Sexualität gibt es ganz verschiedene Bausteine. Welche fallen dir dazu ein? Trage sie in die Lücken ein, wenn sie noch nicht dabei sind. Kreise alle Bausteine ein, die du für deine Freundschaften verwenden möchtest.

Ehrlichkeit	Warten, bis der andere bereit ist	Grenzen	
Über andere herziehen	Spaß	Gemeinsam Feiern	Liebe
Helfen		Ärgern	Lügen
	Rücksicht	Zuhören	
Auslachen	Treue		Spielen

Fülle die Mauer auf dem Arbeitsblatt mit Bausteinen, die du für deine Freundschaften und Beziehungen verwenden möchtest. Trage die Bausteine, die dir am wichtigsten sind, ganz oben in die Mauer ein.

WAS IST PORNOGRAFIE?

Wenn Texte, Bilder, Videos, Gegenstände oder Spiele sexuelle Handlungen zeigen, dann nennt man das Pornografie. Geschlechtsorgane werden bewusst betont.

Pornografie macht Sexualität zu einer Ware, die man kaufen und konsumieren kann, wie eine Flasche Cola oder einen Film im Kino. Nur, dass Menschen für die Herstellung von Pornografie oft ausgebeutet werden.

JAN HAT GANZ SCHÖN WAS DRAUF

Jan lebt mit seinen Eltern, zwei Brüdern und Kater Kasimir in einem wunderschönen Haus in Wien. Oft ist er draußen unterwegs und spielt im riesigen Park mit seinen Freunden. Eines Tages entdeckt er dort in seinem Lieblingsversteck eine Zeitschrift mit Bildern von nackten Männern und Frauen. „Irgendwie total eklig, das ist doch Privatsache!", denkt Jan und schiebt das Ding unter ein Gebüsch. Als er abends im Bett liegt, kommt ihm das Ganze wieder in den Sinn. „Hast du auch schon mal Hefte mit nackten Frauen und Männern gefunden?", fragt Jan seinen älteren Bruder Tobias, der gerade dabei ist, sein Smartphone auszuschalten. „Ja", sagt Tobias, „und manchmal wird im Schulchat solches Zeugs rumgeschickt. Ich muss mit Papa mal wieder meine Filtereinstellungen überprüfen. Wichtig ist, dass du solche Nachrichten schon gar nicht öffnest, sondern sie gleich löschst oder erst mal Papa zeigst. Der hat sich da ziemlich schlau gemacht. Klar ist, dass echte Kerle nix mit Pornografie zu tun haben wollen, sagt Papa, denn dahinter stecken Menschen mit teilweise echt kranken Ideen. Und viele der DarstellerInnen werden via Menschenhandel dazu gezwungen, mitzumachen." „Echt, bei uns in Österreich?", fragt Jan entsetzt. „Da staunst du. Traurig, dass Leute sowas anschauen. Total daneben. In Pornos lernst du nichts, was für eine echte, liebevolle Beziehung eine Hilfe wäre, sagt Papa. Vieles nur Fake, total übertrieben und total menschenverachtend, das Ganze. Innenweltverschmutzung pur, da muss du echt aufpassen, Mann. Es gibt schon Typen, die nicht mehr leben können, ohne sich ständig solches Zeugs reinzuziehen. Das Ganze hat sie voll im Griff. Allein kommt man da nicht mehr raus, sagt Papa. Also besser erst gar nicht anfangen damit." „Krass", meint Jan. „Zum Glück habe ich das Heft unter dem Busch verstaut. „Ja, das war klasse, bin stolz auf dich, Bruderherz!", meint Tobias mit einem breiten Grinsen. „Bitte Papa doch, das Ding da rauszuholen und zu entsorgen. Nicht, dass es andere Kinder in die Finger bekommen ...!" „Mach ich", murmelt Jan, der vor Freude über Tobias Lob ganz rote Ohren gekriegt hat. „Gut, dass es Papas, ältere Brüder oder andere schlaue Leute gibt, mit denen man reden kann, wenn man ein Problem hat."

Schnurrrrrrrrr...

BEANTWORTE FOLGENDE FRAGEN

Wofür hat Tobias seinen jüngeren Bruder gelobt?

_____

_____

_____

_____

_____

Weshalb ist es nicht empfehlenswert, sich pornografische Sachen anzuschauen?

VORSICHT INNENWELT-VERSCHMUTZUNG

_____

_____

_____

_____

_____

Was bewirkt Pornografie im Leben und in den Beziehungen von Menschen? Was ist das Problem dabei?

_____

_____

_____

_____

_____

GRENZEN – WAS IST ERLAUBT?

Welchen Baustein wählst du für deine Beziehungen? Hast du persönliche Grenzen oder dürfen andere mit dir tun, was immer sie gerade wollen?

WER DARF DAS? ✎ Bei wem wären folgende Dinge für dich okay? Kreuze an, wer was darf.	Niemand	Eltern	Geschwister	Beste Freunde	Mitschülerin/ Mitschüler	Lehrerin/ Lehrer	Nachbarn	Oma und Opa	Fremde
Sie öffnen meine Post.									
Sie suchen etwas in meiner Schultasche.									
Sie lesen Nachrichten auf meinem Handy.									
Sie wissen mein Passwort von Facebook.									
Sie sehen mich im Pyjama.									
Sie sehen mich in der Unterwäsche.									
Sie sehen mich in Bikini, Badeanzug oder Badehose.									
Sie sehen mich nackt.									
Sie legen mir die Hand auf die Schulter.									
Sie geben mir einen Kuss auf die Wange.									
Sie geben mir die Hand zur Begrüßung.									
Sie umarmen mich.									
Sie geben mir eine Ohrfeige.									
Sie machen ein Foto von mir, wenn ich nackt bin.									
Sie sehen mich, wenn ich weine.									

✎ Welche Gefahren entstehen, wenn jemand seine persönlichen Grenzen nicht verteidigt und andere mit ihr oder ihm tun lässt, was sie gerade wollen?

✎ Fallen euch Gesetze ein, die dazu da sind, die persönlichen Grenzen der Menschen zu schützen?

Total Wertvoll

„TOTAL WERTVOLL"
SELBSTSCHUTZ UND SELBSTBEHAUPTUNG

KOMPETENZEN

Die Schülerin/der Schüler kann:
» Ein gesundes Empfinden für Grenzen und Grenzüberschreitungen entwickeln
» Verstehen, dass sie/er wertvoll ist und ihre/seine „Schätze" schützen soll
» Wissen, dass es niemals in Ordnung ist, wenn Erwachsene sexuelle Handlungen an oder mit Kindern durchführen
» Ihre/seine innere Alarmanlage wahrnehmen und entsprechend reagieren
» Gefühle ernstnehmen und Stellung beziehen
» Argumentieren und Widerstand leisten, sich nicht einschüchtern lassen
» Wissen, wodurch sie/er selber einen Beitrag zu ihrem/seinem Schutz leisten kann
» Körpersprache einsetzen und ein Bewusstsein für „Signale" entwickeln
» Klare Grenzen signalisieren und sich schützen oder, wenn dies nicht möglich ist, Schutz anfordern
» Gratisnummern und Internetadressen von Schutzorganisationen kennen

GRUNDLAGEN ZUM THEMA „TOTAL WERTVOLL" – SELBSTSCHUTZ UND SELBSTBEHAUPTUNG"

Wenn Sexualkunde präventiv wirken soll, muss sie den Fokus auf persönlichkeitsbildende Elemente legen. Ein wichtiger Ansatz ist, dass Kinder und Jugendliche zu ihrem eigenen Schutz lernen „Nein" zu sagen. Nur dies allein greift jedoch zu kurz und verschiebt die Verantwortung. Zu erwarten, dass Kinder und Teenager sich gegen Druck oder auch Drohungen einer erwachsenen oder deutlich älteren (Bezugs-)Person wehren, ist eine Überforderung und verstärkt bei Betroffenen das Gefühl, „selber schuld", „schmutzig" oder „böse" zu sein.

Es ist die Aufgabe der Erwachsenen, Kinder vor Missbrauch und Übergriffen zu schützen! So ist es sinnvoll, sich dafür zu engagieren, dass die juristischen Unterscheidungen zwischen Erwachsenen und Kindern eindeutig definiert bleiben. Dazu gehört etwa auch, dass Kinder im öffentlichen Raum und im Internet präventiv vor schamverletzenden, sexualisierenden oder pornografischen Inhalten geschützt werden.

In dieser Einheit können deshalb Themen behandelt werden wie:
» sich selber wahrnehmen und wertschätzen
» emotional und körperlich auf sich achten
» Alarmsignale kennen: Was ist ein „Bauchgefühl", wie hört man darauf, wie stärkt man sein Vertrauen in das eigene Bauchgefühl
» der Unterschied zwischen „Petzen" und „sich Hilfe holen", denn manche „Geheimnisse" müssen weitererzählt werden
» wer sind die Vertrauenspersonen, an die ein Kind oder eine Jugendliche/ein Jugendlicher sich mit solchen Geheimnissen wenden kann (d. h. praktische Hinweise, Telefonnummern etc. sollten nicht vernachlässigt werden)
» was passiert, wenn man peinliche oder schlimme Dinge erzählt
» was zeichnet echte, was falsche Freunde aus
» persönliche Grenzen wahrnehmen, signalisieren und respektieren
» seine Meinung sagen und andere Meinungen respektieren
» Gefahren: beim Chatten und in den sozialen Medien

Ganz bewusst wird in dieser Einheit mit Bildern gearbeitet werden, die die Schülerinnen und Schüler an Schlüsselgedanken erinnern sollen:
» Körper und persönlicher Intimbereich werden als wertvolle „Schatzkiste" dargestellt, die wir hüten und zu der nicht jeder einfach Zugriff hat und die wir verteidigen.
» Alarmanlage als Bild für das innere Frühwarnsystem, das sich nicht überlisten lässt von Menschen, die sich unser Vertrauen erschleichen. Hier gehört auch der Hinweis hin, dass sich Missbrauch leider auch dort abspielen kann, wo wir sehr großes Vertrauen haben: in der Familie oder im Verein.
» Puppe, aus der ein Schmetterling schlüpft als Bild dafür, dass die sexuelle Entwicklung Zeit braucht und nicht von außen gestört werden darf.
» Verkehrssignale als Hinweis darauf, dass wir Signale aussenden, auf die andere reagieren.

Teilweise finden in dieser Einheit Wiederholungen des Lernstoffes vorausgehender Lektionen statt. Diese dienen der Vertiefung sowie der abschliessenden Zusammenfassung der neun Einheiten.

WEITERFÜHRENDE LITERATURHINWEISE:

Enders, U. Grenzen achten: Schutz vor sexuellem Missbrauch in Institutionen Ein Handbuch für die Praxis Köln: Kiwi 2012

Freund U., Riedel-Breidenstein D. Sexuelle Übergriffe unter Kindern: Handbuch zur Prävention und Intervention. Köln: Mebes & Noack 2006[2]

Vögele, J. Wehr Dich! ... weil ich NEIN sagen darf! Wie wir unsere Kinder vor sexuellem Missbrauch schützen können: Erziehungstipps, Präventionsprogramme, Vorgehen im Verdachtsfall, Hilfen & Ansprechpartner. Basel: Steiner Verlag 2015

http://www.innocenceindanger.de/elternerzieher-arbeitsmaterialien/

http://www.innocenceindanger.de/smart-user/

http://www.pnas.org/content/112/45/13811.abstract (mit hilfreichem Schaubild zum Zusammenhang von Körperberührung und sozialer Beziehung)

IDEEN FÜR DIE UNTERRICHTSGESTALTUNG

1. **Einstieg:**
Total wertvoll – pass auf dich auf!
ARBEITSBLATT E 9-1
Die Lehrperson erklärt, dass jeder Mensch seine innere Schatzkiste hat und dass es unsere persönliche Aufgabe ist, auf diese Schatzkiste aufzupassen. Wir öffnen diese Kiste nicht für jede Person und schützen unsere Schätze vor unerwünschtem Zugriff.

   Schmetterling, der aus Puppe schlüpft:
Die sexuelle Entwicklung erfordert Zeit und Behutsamkeit und soll nicht gestört werden.

2. **Die Alarmanlage:**
Gefühle wahrnehmen – auf Gefühle achten
ARBEITSBLATT E 9-2
Mit Hilfe der Übung „rot, gelb oder grün" gehen die Schülerinnen und Schüler ihren Gefühlen auf den Grund und beziehen aufgrund dieser Gefühle den anderen gegenüber Stellung und trainieren, dem Gegenüber die rote, gelbe oder grüne Karte zu zeigen.

3. **Sich durchsetzen und gegen Widerstand behaupten**
ARBEITSBLATT E 9-3 Bonus
Mit Hilfe von kurzen Rollenspielen trainieren die Schülerinnen und Schüler, sich durchzusetzen und sich gegen Widerstand zu behaupten.

4. **Übergriffe – was tun?**
Die Schülerinnen und Schüler lernen, was sie tun können, wenn sie Übergriffe erleben oder beobachten.

5. **Die richtigen Signale aussenden – Verantwortung übernehmen**
Die Schülerinnen und Schüler machen sich Gedanken über die Signale, die sie – bewusst oder unbewusst – aussenden. Sie werden darauf sensibilisiert, auf die Übereinstimmung ihrer Signale mit dem, was sie tatsächlich wollen, zu achten.
Die Schülerinnen und Schüler werden sich bewusst, an welchen Stellen sie etwas für die eigene Sicherheit tun können.

6. **Stark und mutig in die Zukunft starten**
ZUSAMMENFASSUNG & FRAGEBOGEN E 9-4
Beim Beantworten des abschließenden Fragebogens repetieren die Schülerinnen und Schüler die behandelten Themen und halten fest, was sie verstanden haben und was ihnen wichtig geworden ist.

TOTAL WERTVOLL, PASS AUF DICH AUF!

Jedes Mädchen und jeder Junge ist wie eine geheimnisvolle
Schatzkiste, in der ganz viel Wunderbares steckt.

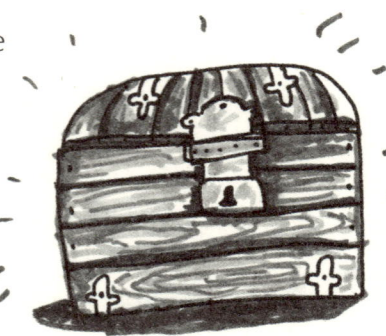

Die Fähigkeit zu tiefen Gefühlen, Liebe, körperlicher Nähe
und sexueller Intimität ist etwas, das tief in deinem Inneren
drin verborgen und gut geschützt ist. Wie ein wunder-
schöner Schmetterling, der noch in seiner Puppe steckt
und auf den richtigen Zeitpunkt wartet, um seine Flügel
zu entfalten. Wird er zu früh aus seiner Hülle gezerrt, kann
er nicht richtig fliegen.

Auf Schätze muss man aufpassen. Logisch, sonst werden sie geklaut. Oder
aus Grobheit oder Unachtsamkeit kaputt gemacht. Deshalb hast nur du den
Schlüssel zu deiner Schatztruhe. Pass gut darauf auf und lass nicht
zu, dass andere auf deinen Schätzen herumtrampeln. Lass niemals
jemanden an deine Schätze ran, von dem du nicht sicher bist, dass er sie
auch wirklich zu schätzten weiß und entsprechend sorgfältig behandelt.

Im nachfolgenden Text findest du ein paar Hinweise für dich. Notiere auf den freien Linien
jeweils eine kurze Zusammenfassung von dem, was du zum Thema „Ich passe auf mich
auf" verstanden hast.

ÜBERGRIFFE: WAS TUN?

Ziehe klare Grenzen und schütze dich vor übergriffigem Verhalten. Keiner hat das
Recht, anzügliche Sprüche über dich zu machen, dich einfach anzufassen oder an intimen
Stellen zu berühren.
Signalisiere klar und deutlich Abstand. Sei dabei nicht provozierend oder angriffig, aber
ganz klar. Sprich langsam und fest, in aufgerichteter Haltung: „Lass-mich-in Ruhe!", „Lass-
mich-sofort-los!", auch ein Stopp-Handzeichen kann helfen. Entferne dich sofort von
den bedrohenden Personen und gehe zu einer Gruppe oder zu Einzelpersonen, die dich
schützen können.

Merksatz: _____

_____

_____

_____

_____

Hinweis:

Niemals (wirklich niemals!!!) ist es in Ordnung, wenn Erwachsene aus persönlichem Interesse Kinder oder Teenager an intimen/privaten Körperstellen anfassen oder mit ihnen Sex haben wollen.

Such dir deshalb sofort die Hilfe einer erwachsenen Vertrauensperson, wenn du Übergriffe beobachtest oder selber etwas erlebst, das diese Grenze überschreitet. Es gibt einfach Dinge, die Kinder und Jugendliche noch nicht alleine regeln können.

Bestimmt kennst du Erwachsene, die vertrauenswürdig sind. Deine Eltern, eine Lehrerin oder einen Lehrer, die Mutter einer Freundin, deine Patentante ...

„GEFÜHLE WAHRNEHMEN, AUF GEFÜHLE ACHTEN"

Die Lehrperson zeigt Bilder verschiedener Alarmsysteme (Siehe Bonusmaterial E 9) und erklärt, dass jeder Mensch eine innere Alarmanlage besitzt, die ihn vor Gefahren warnt und ihn dadurch schützen möchte. Fragt sich nur, ob wir darauf achten oder diese Alarme übergehen. Häufig äußert sich diese Alarmanlage in unseren Gefühlen. Die Schülerinnen und Schüler zählen ihnen bekannte Gefühle auf. (Unruhe, Beklommenheit, Angst, Panik, Abwehr, Scham, undefinierbares, ungutes Gefühl ...)

Die Schülerinnen und Schüler erzählen von Situationen, in denen sie auf solche Gefühle gehört haben oder eben nicht darauf gehört haben. Was hat das bewirkt?

ÜBUNG „ROT, GELB ODER GRÜN":
Auf der Flipchart wird eine Ampel gezeichnet/Bild Ampel aufgeklebt

Die Schülerinnen und Schüler erhalten je einen roten, eine gelben und eine grünen runden Farbpunkt.

Die Lehrperson liest die Situationen auf der folgenden Seite vor und fordert die Schülerinnen und Schüler auf, nach jeder Situation ihre Gefühle zu „befragen" und diese mit Hilfe der Farbkarten zu äußern.

Rot: ungutes oder schlechtes Gefühl (Nein!)

Gelb: weiss nicht so recht (unsicher)

Grün: voll in Ordnung (Ja/o.k.!)

Im Anschluss an jede Situation wird kurz besprochen, wie man in dieser Situation reagieren oder sich schützen könnte.

Situationen:

1. Dein neuer Banknachbar (er geht seit gestern mit dir zur Schule) lädt dich ein, heute beim ihm zu Hause zu übernachten. Was antwortest du darauf?

2. Jemand, den du nicht kennst, bittet dich via Chat um deine Adresse und Handynummer ...

3. Du bist mit einer gleichaltrigen Freundin unterwegs und es ist schon dunkel. Deine Freundin schlägt vor, die Abkürzung durch den Park zu nehmen. Da ist es aber total dunkel und es halten sich oft betrunkene Leute darin auf...

4. Jemand bittet dich auf Facebook, ihm ein Foto von dir im neuen Bikini oder in deiner neuen Badeshort zu schicken ...

5. Du wartest auf den Bus. In deiner Nähe steht eine Person, die dir eine Gänsehaut über den Rücken kriechen lässt. Warum, weißt du eigentlich nicht ...

6. Dein Freund lädt dich zu seiner Party ein und verspricht, dass es dabei „voll abgehen" wird, weil seine Eltern weg sind und ihr deshalb so richtig die Sau rauslassen werdet ...

7. Einer eurer Nachbarn interessiert sich extrem für dich, obwohl er fünf-zehn Jahre älter ist als du. Er lädt dich ein, in seinem neuen Heimkino deinen Lieblings-Film anzuschauen.

POWERGIRLS UND STARKE KERLE –
STARK UND MUTIG IN DIE ZUKUNFT STARTEN

EINHEIT 1 „SCHÖN, DASS ES DICH GIBT!!!

» Was macht dich zu etwas Besonderem?
   Worin liegt dein Wert und der Wert jedes Menschen?

_____

_____

_____

_____

» Was magst du an dir?

_____

_____

_____

_____

» Junge und Mädchen – gleichwertig, aber verschieden.
   Zähle 2 Unterschiede auf

   1. _____

   2. _____

EINHEIT 2: BEZIEHUNGEN AUFBAUEN UND GESTALTEN

» Ergänze den folgenden Satz:
   Sage mir, wer deine Freunde sind und ich sage dir _____

_____

_____

74

» Was macht dich zu einem guten Freund oder einer guten Freundin? Zähle 2 Punkte auf

1. _____

2. _____

EINHEIT 3: HORMONPOWER

Was bei Jungen und Mädchen in der Pubertät geschieht

» Was verändert sich in der Pubertät im/am Körper des Jungen? Zähle drei Veränderungen auf (primäre oder sekundäre Geschlechtsmerkmale).

1. _____

2. _____

3. _____

» Was verändert sich im/am Körper des Mädchens? Zähle 3 Veränderungen auf.

1. _____

2. _____

3. _____

EINHEIT 4: BIOLOGIE

» Die weibliche Eizelle ist so groß wie _____

» In _____ Monaten wächst im Bauch der Frau ein komplett neuer Mensch heran.

» Auch die Gefühle können sich während der Pubertät verändern. Weshalb ist das so und wie zeigt es sich?

_____

_____

» Hormone, die beim „Geheimnis Fruchtbarkeit" eine wichtige Rolle spielen:

Mädchen: _____

Jungen: _____

Geschlechtsorgane und ihre Funktionen:

» Der Eileiter _____

_____

_____

» Der Nebenhoden _____

_____

_____

» Der Samenleiter _____

_____

_____

» Die Gebärmutter _____

_____

_____

Total durchdacht:

» Warum ist der Hodensack außen am Körper angebracht?

_____

_____

_____

EINHEIT 5: SCHWANGERSCHAFT UND GEBURT

» Warum nennt man Schwangerschaft und Geburt auch „Das Wunder des Lebens"?

_____

_____

» Welche Stationen durchläuft die Eizelle, bevor sie sich zum Embryo entwickelt? Schreibe 3 davon auf:

1. _____

_____

2. _____

_____

3. _____

_____

» Wie entwickelt sich ein Baby im Mutterleib? Was kann es in welchem Monat? Was hat dich am „Wunder Leben" besonders beeindruckt ? Zähle 3 Dinge auf:

_____

_____

_____

_____

_____

_____

_____

» Babys sind kein Spielzeug, sondern bedeuten auch Verantwortung. Was braucht ein Baby im ersten Lebensjahr?

_____

_____

EINHEIT 6: VERLIEBTHEIT, LIEBE, HERZSCHMERZ UND CO.

» Verliebtheit ist:

_____

_____

» Liebe ist:

_____

_____

» Was braucht es, damit (Liebes-)Beziehungen auch langfristig funktionieren können? Was macht eine Liebesbeziehung stark und dauerhaft?

_____

EINHEIT 7: MEHR ALS SEX

Sexuelle Intimität ist etwas sehr Kostbares.

» Sie verbindet, schafft Nähe und „klebt zusammen". Kannst du das mit Hilfe von Bildern und Symbolen erklären und illustrieren?

Sexualität ist wie _____

_____

_____

Sexualität _____

_____

» Beim Thema Sexualität geht es nicht nur um den Körper, sondern auch um

_____,

das geschützt und sorgfältig behandelt werden soll.

EINHEIT 8: PORNOGRAFIE

Pornografie schadet der gesunden Entwicklung.

» Weshalb? Was ist das Problem daran?

_____

_____

» Was kannst du tun, um dich vor der „Innenweltverschmutzung Pornografie" zu schützen?

_____

_____

EINHEIT 9: TOTAL WERTVOLL, PASS AUF DICH AUF!

» Vervollständige den Satz: Jedes Mädchen und jeder Junge ist wie eine kostbare _____, in der ganz viel Wunderbares steckt.

Was bedeutet dieser Satz für dich? Was sagt er aus?

_____

_____

_____

_____

» Wann ist das Verhalten anderer ein sogenannter „Übergriff"?

_____

_____

» „Nein" sagen ist manchmal ganz schön schwer! Was muss man
aushalten lernen, wenn man „Nein" sagt und Grenzen zieht?

_____

_____

» Was kannst du tun, um dich bestmöglich vor Übergriffen zu schützen?

_____

_____

» Wen bittest du um Hilfe, wenn du Übergriffe erlebst oder beobachtest?

_____

_____

ZUM SCHLUSS: DEINE ZUSAMMENFASSUNG

» Notiere mindestens 3 Gedanken oder Aussagen, die dir während
des Sexualkundeunterrichtes hängen geblieben oder wichtig
geworden sind.

_____

_____

_____

80